YOGA

für totale Fitness

von Richard Hittleman

Das perfekte Yoga-Programm

Deutsche Erstveröffentlichung

WILHELM HEYNE VERLAG
MÜNCHEN

HEYNE-BUCH Nr. 08/4965
im Wilhelm Heyne Verlag, München

Titel der amerikanischen Originalausgabe

YOGA FOR TOTAL FITNESS

erschienen beim Bantam Books, New York
Deutsche Übersetzung von Lydia L. Dewiel

Copyright © 1982 by Richard Hittleman
Copyright © 1984 der deutschen Übersetzung
by Wilhelm Heyne Verlag GmbH & Co KG, München
Printed in Germany 1984
Umschlagfotos: Anthony Verlag, Starnberg
Umschlaggestaltung: Atelier Ingrid Schütz, München
Layout: Dieter Lidl
Satz: Fotosatz Völkl, Germering
Druck und Verarbeitung: Ebner Ulm

ISBN 3-453-41602-3

Inhalt

Teil 2

Techniken, die in den speziellen Übungsfolgen enthalten sind 138

Übungsfolgen für verschiedene Situationen 161

Übungsfolgen für besondere Probleme 168

Einführung

Hatha Yoga ist der älteste und auf der ganzen Welt anerkannte
Weg zu einer ganzheitlichen Gesundheit. Yoga wurde während
vieler Jahrhunderte durch die großen geistigen Lehrer *(Gurus)*
Indiens vervollkommnet und wird heute von vielen Fachleuten
als eines der umfassendsten Systeme zur Erlangung und Erhaltung eines hohen Grades an körperlicher Fitness anerkannt; zu-
gleich als eine Reihe von Techniken, die nutzbringend dazu ver-
wendet werden können, eine Vielzahl körperlicher und seeli-
scher Probleme zu behandeln.
Dieses Buch befaßt sich mit der praktischen Anwendung beider
Aspekte des Yoga. Teil 1 enthält das *Fitness-Programm;* Teil 2
bietet Übungen zum Gebrauch bei bestimmten Situationen und
zum Erreichen bestimmter Ziele an. Während meiner dreißig-
jährigen Tätigkeit als Lehrer habe ich mehreren Millionen Menschen Yoga beigebracht und habe eine große Erfahrung, was die
Wirkung der Übungen *(asanas)* und der Techniken der At-
mungskontrolle *(pranayama)* anbelangt. Die Programme und
Übungen, die in diesem Buch enthalten sind, haben sich immer
als sehr nützlich erwiesen, um die genannten Ziele zu erreichen.
Yoga ist der Ansicht, daß nur eine totale Methode imstande ist,
eine echte und dauernde Gesundheit des Organismus zu erzielen. Das heißt: Es ist notwendig, *allen* Systemen des Körpers
Aufmerksamkeit entgegenzubringen. Die Drüsen, Organe,
Bänder, Knochen, Gelenke, die Blutzirkulation, Atmung und
so weiter sind ebenso wichtig wie die Muskeln, die bei den meisten Körperfitness-Systemen besonders angesprochen werden.
Darüber hinaus kann ein Fitness-Programm niemals vollkommen sein, wenn die Gesundheit und das Gleichgewicht von Seele und Geist vernachlässigt werden. Bei Yoga werden daher
Körper, Seele und Geist als Aspekte einer totalen Einheit gesehen, und die Techniken des Yoga befassen sich mit den einzelnen Aspekten, da sie zum *Gesamten* gehören.
Wie bereits angedeutet, dürfen die Techniken des Yoga nicht
mit den üblichen Übungen verwechselt werden, die in den verschiedenen Systemen der Gymnastik enthalten sind. Yoga und
Gymnastik sind zwei sehr verschiedene Dinge. An die Yoga-

Übungen geht man in ruhiger, heiterer Gemütsverfassung her-an, und diese Übungen werden in sehr langsamen, anmutigen, rhythmischen Bewegungen ausgeführt, die durch ein statisches *Innehalten* unterbrochen werden. Meist sind nur sehr wenige Wiederholungen notwendig. Es gibt kein Herumhüpfen, Schnaufen, Herzjagen, Schwitzen und dergleichen und vor al-lem keine Erschöpfung. (Oft glaubt man ja, daß man erst durch diese Erschöpfung etwas erreicht hat.) Die meisten Menschen verwechseln Bewegung – Sport, Gartenarbeit, Hausarbeit etc. – mit Training. Sie sagen dann oft: »Das notwendige Training be-komme ich durch meine Hausarbeit und mein Tennis.« Doch genau diese Aktivitäten *bewirken* ja gerade den Streß und die Anspannung. Eine methodische Selbstbetätigung des ganzen Körpers – die Vorstellung des Yogi von einem totalen Training – wird dadurch sicherlich nicht bewirkt. Im Gegensatz zur Gym-nastik sind *die Yoga-Techniken dazu bestimmt, die Energie und Lebenskraft zu verstärken, und nicht, sie zu erschöpfen.*

Beim Yoga betrachten wir die meisten Zustände der Un-Ge-sundheit und viele Symptome des Alterns als unnatürlich. Es wird als unnatürlich angesehen, an Verstopfung, Spannungen, Steifheit, Erschöpfung, Nervosität, Depression, Atembe-schwerden, Kongestion, schlechter Blutzirkulation, Schlaffheit, Kopfschmerzen und vielen anderen verbreiteten Beschwerden zu leiden, mit denen viele Menschen sich einfach abfinden. Wir schreiben diese Zustände einer *ungenügenden Pflege des Kör-pers* (durch Unwissenheit und Vernachlässigung) zu, und wir bieten verschiedene Programme an, um dazu beizutragen, sol-che Zustände zu beseitigen, indem wir den gesamten Organis-mus regenerieren und revitalisieren. Da wir die absolute Wech-selbeziehung aller Teile und Aspekte des Organismus kennen (Kopfschmerzen können durch Senkfüße bewirkt werden), ge-hen wir die Lösung aller Probleme in einer *ganzheitlichen* Art an. Obwohl dieses Buch Übungen enthält, die bei ganz be-stimmten Schwierigkeiten helfen sollen, betonen wir dennoch, daß die Techniken des *Fitness-Programms,* ebenso wie auch die Ernährungsprinzipien des Yoga, besonders beachtet werden sollten.

Denn wenn man den Anweisungen zur Ausübung der Techni-ken genau folgt, wird man niemals Anspannung, Schmerz oder Müdigkeit spüren. Ihr Alter sowie Ihr augenblicklicher körperlicher Zustand sind dabei von keiner großen Bedeutung. Je mehr man »außer Kondition« ist, je steifer, schwächer, angespannter und dicker man ist, desto mehr wird man sogar die Hilfe nötig haben, welche die Yoga-Praktiken anbieten. Solche negativen Zustände erschöpfen Ihre Energien, schwächen die Widerstandskraft des Körpers und ebnen den Weg für ernsthafte Krankheiten. Sie können die Freude einer guten Gesundheit gar nicht erleben und können Ihre vollen Möglichkeiten gar nicht entwickeln, wenn Ihre Lebenskraft *(prana)* ständig durch solche Zustände erschöpft wird. Hatha Yoga vermehrt die Zufuhr an Lebenskraft und verhilft dazu, sie auf einem optimalen Stand zu halten. Dieser Zustrom an zusätzlicher Lebenskraft wird es Ihnen ermöglichen, all das zu tun, was notwendig ist, um den Körper wieder in die rechte Kondition zu bringen.

Wenn Sie bei relativ guter Gesundheit sind, wird die Yoga-Praxis diese gute Gesundheit nicht nur erhalten, sondern sie wird auch Ihre Kraft, Ausdauer, Beherrschung, Wachheit und Konzentration vermehren.

Wenn Sie das *Fitness-Programm* (und die *Spezialübungen*), die Sie wählen, gewissenhaft ausüben, werden Sie folgende Dinge erreichen können:

- Kräftigung und Revitalisierung des gesamten Körpers
- Wiedergewinnung jugendlicher Geschmeidigkeit der Wirbelsäule und der Glieder
- Regulierung und Neuverteilung des Gewichts in Übereinstimmung mit Ihrem Körperbau
- Beseitigung von Spannungen, Erzielung von Gelöstheit und Gelassenheit auch unter Druck
- Ansammlung von Lebenskraft *(prana)*, die bei Bedarf freigemacht werden kann
- Erreichen der Fähigkeit, negative Zustände von Körper, Seele und Geist überwinden zu können
- Verstärkung der Ausdauer
- Erhöhung der Widerstandskraft gegen viele verbreitete Beschwerden
- Herstellung von Gleichgewicht, innerer Ruhe und Harmonie; stärkere Beherrschung von Körper, Seele und Geist
- Verstärkung der Konzentration und größere Leistungsfähigkeit bei allen Aktivitäten

Wenn Sie ans Üben gehen, sollten Sie folgende Punkte beachten:

1. Die Übungen sollten in einem ruhigen Raum ohne Störungen ausgeführt werden. Es sollte in diesem Raum genügend frische Luft vorhanden sein.
2. Sie brauchen genügend Platz, um sich auf einer ebenen Übungsfläche ausstrecken zu können. Diese Übungsfläche wird mit einer Matte, einem Polster oder einem großen Handtuch bedeckt, wobei ruhige Farben und Muster vorzuziehen sind.
3. Die Übungsbekleidung soll leicht und bequem sein. Je weniger Bekleidung, desto besser. Brille, Schmuck und Uhr müssen abgelegt werden.
4. Eine Uhr mit Sekundenzeiger muß während der Übungen griffbereit sein.
5. Für den Lotus und den Kopfstand sollte ein kleines Kissen zur Verfügung stehen.
6. Bevor Sie mit dem Üben beginnen, sollten Sie mindestens 90 Minuten nichts gegessen haben.

Geduld, Beherrschtheit, Gelassenheit und Konzentration – ohne diese Grundvoraussetzungen kann nicht geübt werden. Betrachten Sie sich als Tänzer, der ganz langsam einige wunderschöne Ballettbewegungen ausführt. Wenn Sie sich selbst so sehen, wird der Körper entsprechend verwandelt sein.

Was Sie an anfänglichem Können zur Ausführung der Übungen mit sich bringen, ist unwichtig. Da jeder Körper anders gebildet ist, gibt es kein bestimmtes Leistungsniveau und keinerlei vergleichbare Werte. Jeder schreitet nach seinem eigenen Tempo voran und – je nach Körperbau und körperlicher Kondition – wird man sofort aus allem, was man tut, seinen Nutzen ziehen können. Eine Streckung, Beugung oder Hebung, auch wenn sie nur einige Zentimeter beträgt, wird einen bestimmten Wert haben. Die meisten Anfänger sind erstaunt, wie schnell sich der Körper an die Stellungen gewöhnt und wie schnell sie vorwärtskommen. Geduld und regelmäßiges Üben sind die wichtigsten Voraussetzungen.

Denken Sie immer daran, daß jeder Fortschritt sich *allmählich* einstellt. Ihr Körper wird starken Umwandlungen unterzogen werden. An manchen Tagen werden Sie ausgezeichnete Fortschritte feststellen, an anderen Tagen wiederum kann es einen Rückschlag geben, bis sich der Körper an die neuen Beispiele gewöhnt hat. Aus verschiedenen Gründen werden manche Bereiche langsamer reagieren, und daher glaubt man, daß man keine Fortschritte macht oder sogar Rückschritte. Doch ein Rückschritt ist in Wirklichkeit ein Teil des Fortschrittsvorganges und wird von allen Schülern erlebt. Wenn Sie an solchen Tagen eines erlebten Rückschritts sich nicht entmutigen lassen, sondern unbekümmert und geduldig weiter üben (Anspannung wird den Rückschritt nur verlängern), dann werden Sie nach ein oder zwei Tagen schon wieder einen Fortschritt machen. Sicherlich wird es gelegentlich Rückschritte geben, doch das gehört einfach dazu.

Wenn Sie in ärztlicher Behandlung sind und sich nicht darüber im klaren sind, welche Art Übungen Sie wählen sollen, dann befragen Sie bitte Ihren Arzt, bevor Sie mit dem Üben beginnen. Es gibt immer mehr Ärzte, die ihren Patienten Yoga empfehlen. Alle Techniken, die in diesem Buch beschrieben werden, eignen sich sowohl für Frauen als auch für Männer.

Yoga betrifft nicht nur den Körper, sondern auch Seele und Geist. Die Wirksamkeit der Techniken wird verstärkt, wenn Sie sich ganz und gar auf die Bewegungen konzentrieren – das heißt: mit Seele und Geist – und festzustellen versuchen, wie jede Bewegung auf den Körper wirkt. Allmählich werden Sie merken, daß »Sie« es nicht sind, der seine Bewegung ausführt, sondern, daß diese Bewegung durch »Sie« hindurchfließt. Dies ist der Punkt, wo das Ego transzendiert wird, und Yoga ist dann nicht mehr eine körperliche oder seelische, sondern vielmehr eine geistige Übung.

Bei klugem Gebrauch der in diesem Buch beschriebenen Techniken werden Sie bald den außerordentlichen Wert des Yoga erkennen, und Sie werden verstehen, wieso es so viele Jahrhunderte überdauern konnte. Die Geschichte zeigt: Viele Systeme, die geschaffen wurden, um die allgemein schwindende Gesundheit zu bessern, sind heute schon nicht mehr in Gebrauch, doch Yoga hat überdauert. Als totales, ganzheitliches System, das alle Aspekte der menschlichen (individuellen) Entwicklung einbezieht, bietet es den größten möglichen Gewinn: Gesundheit und Frieden.

Richard Hittleman

Teil 1

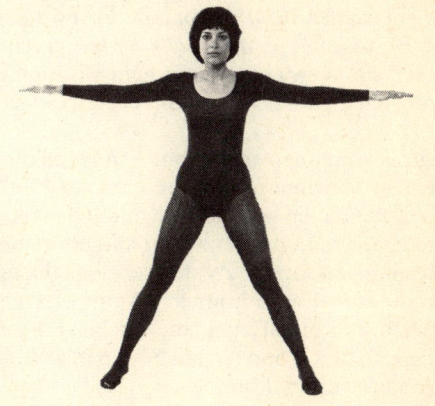

Die Grundtechniken

Darunter verstehen wir die siebzehn grundlegenden *asanas* der *Fitness-Programme,* die zusammen mit zusätzlichen Techniken in bestimmten Situationen und bei bestimmten körperlichen Problemen angewendet werden. Obwohl Sie – aus zeitlichen und anderen Erwägungen – vielleicht nicht all diese *asanas* anwenden werden, ist es doch ratsam, mit jedem einzelnen vertraut zu werden, bevor man ein *Fitness-Programm* wählt oder sich mit den *Speziellen Übungen* befaßt. Erst wenn man die verschiedenen Bewegungen und *Haltepunkte* genau kennt und weiß, wie sie sich auswirken, kann man wirklich entscheiden, wie Yoga für den eigenen Zweck am besten eingesetzt werden kann.

Diese Kenntnis kann man erreichen, wenn man die Übungen in den ersten zwei Wochen der Reihe nach ausführt. An jedem Tag soll man soviel üben wie möglich und jedesmal bei der Lektion beginnen, wo man das letztemal aufgehört hat. Auf diese Weise sollte man den ganzen Zyklus der siebzehn *asanas* mindestens siebenmal ausführen können. Wenn dies geschehen ist, wird es möglich sein zu entscheiden, welches *Fitness-Programm* und welche speziellen Übungen am besten in das eigene tägliche Leben eingebaut werden können.

Die Techniken werden im Stehen, Sitzen und Liegen dargestellt. Die Anweisungen und Abbildungen sollten sehr genau studiert werden, da es sehr wichtig ist, jede Bewegung korrekt zu lernen und zu praktizieren. Man sollte das Gefühl haben, daß man ein *asana* so gut wie möglich ausführt, ehe man zum nächsten übergeht. Die *Anmerkungen* sind eine wichtige weitere Information zu den *asanas*; darüber hinaus sind auch Abbildungen beigegeben, die einem zeigen, wie man es *nicht machen* soll, d. h., es werden Fehler gezeigt, die von den meisten Anfängern gemacht werden. Während der ersten Zeit sollte man sich diese Abbildungen immer wieder ansehen, damit man sicher ist, nicht auch einen der gezeigten Fehler zu begehen.

Die *asanas* werden zu lebenslangen Freunden. Wenn man sich dazu erzieht, darauf zu achten, was während der Yoga-Praxis geschieht, wird man bald merken, daß man jedesmal, wenn man die *asanas* durchgeführt hat, etwas Neues erleben konnte. Sie sollten vor allem darauf achten, ganz *präzis* zu üben. Konzentrieren Sie sich intensiv auf das, was Sie tun, und bemühen Sie sich, präzis zu sein, sowohl bei der Ausführung der Übungen als auch beim Zählen der Sekunden, die für die *Haltepunkte* angegeben sind. Es gibt in den Anweisungen nichts, was willkürlich ist; es wurde alles genau durchdacht, um Ihnen den größtmöglichen Erfolg zu ermöglichen.

1 Vollständige Atmung

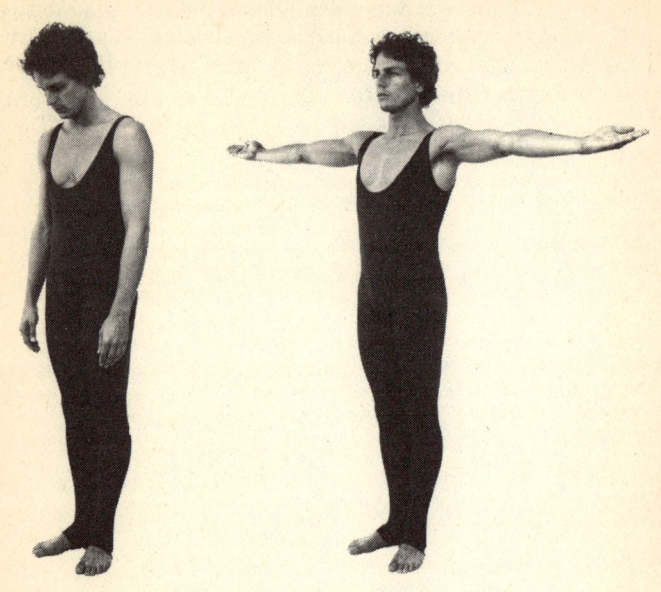

(a) Im Stehen

1 Sie stehen mit geschlossenen Füßen, die Arme an den Seiten. Entspannen Sie sich. Atmen Sie langsam und tief durch die Nase aus.
Der Bauch wird eingezogen, um die vollständige Ausatmung zu unterstützen.

2 Beginnen Sie eine langsame Einatmung durch die Nase. Gleichzeitig beginnen Sie langsam die Arme zu heben, wobei die Handflächen nach oben weisen.
Pressen Sie den Bauch heraus, um eine tiefe Einatmung zu unterstützen.

3 Atmen Sie weiter tief ein und führen Sie weiter gleichzeitig die Hände nach oben. Ziehen Sie den Bauch leicht ein und weiten Sie die Brust, damit eine tiefe Einatmung erfolgen kann.

Die Hände werden nun über dem Kopf zusammengelegt. An diesem Punkt sollten die Lungen schon ganz gefüllt sein.

Diese Stellung wird 5 Sekunden (bis 5 zählen) beibehalten, wobei die Luft angehalten wird.

4 Es wird nun langsam und beherrscht ausgeatmet und gleichzeitig werden die Arme wieder gesenkt, bis sie an den Seiten liegen (Handflächen nach unten).

Während der ersten Hälfte der Ausatmung wird die Brust entspannt; der Bauch wird während der zweiten Hälfte eingezogen, so daß er die völlige Entleerung der Lungen unterstützt.

Wiederholen Sie die Übung ohne Pause.

Während der Lernzeit sollte diese Übung fünfmal wiederholt werden.

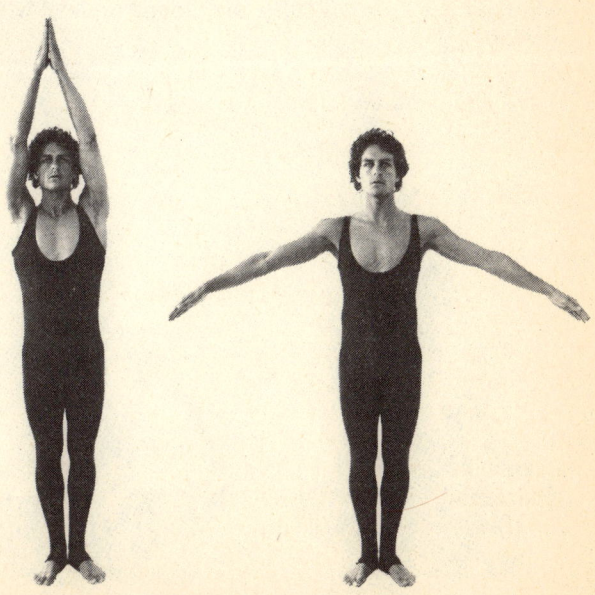

(b)   Im Sitzen

5 Setzen Sie sich in gekreuzter Stellung auf die Matte. Ziehen Sie die Beine so weit wie möglich an. Die Handflächen liegen auf den Oberschenkeln.
Die Wirbelsäule muß gerade sein.
Atmen Sie tief aus und ziehen Sie den Bauch ein.

6 Führen Sie die gleiche, sehr beherrschte Einatmung aus wie in der stehenden Stellung.
Während der Einatmung werden die Schultern, nicht die Arme, so weit wie möglich angehoben.
Die Handflächen bleiben auf den Oberschenkeln.
Halten Sie die Stellung bis 5 und halten Sie während dieser Zeit den Atem an.
Atmen Sie langsam aus, ziehen Sie gleichzeitig den Bauch ein und senken die Schultern bis zu der Anfangsstellung der Abb. 5.
Wiederholen Sie ohne Pause.
Während der Lernzeit sollte die Übung dreimal wiederholt werden.

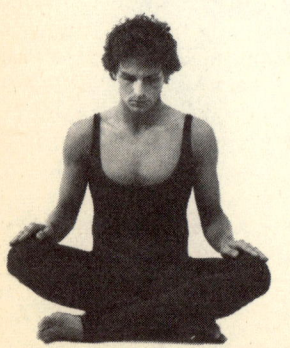 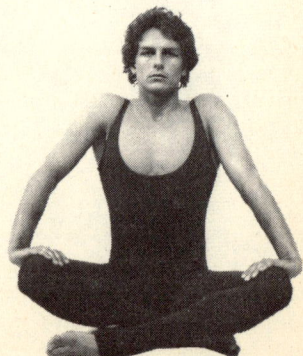

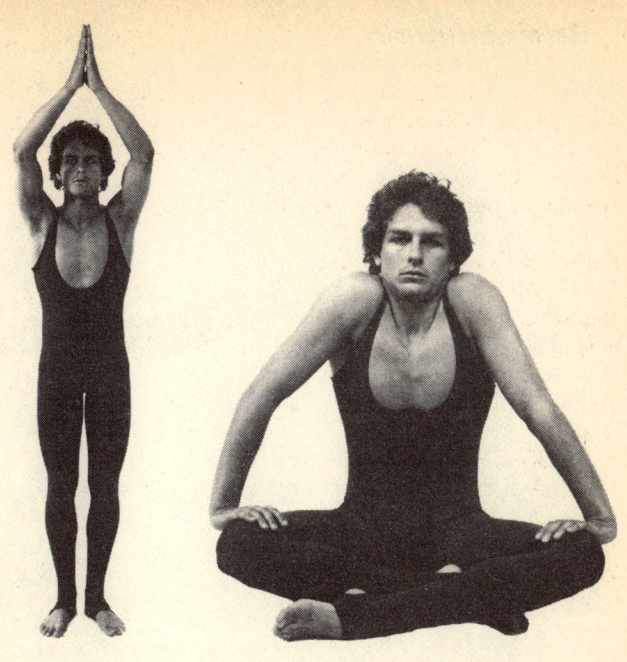

Anmerkungen: Lernen Sie es, die Bauchmuskeln soweit zu beherrschen, daß Sie den Bauch einziehen und herauspressen können, wie beschrieben.

Die Einatmungen und Ausatmungen müssen langsam ausgeführt werden, so daß das langsame Heben und Senken der Arme und Schultern mit der Atmung koordiniert werden kann.

Jedes Atmen geschieht ruhig. Der Atem muß mehr im Hals gefühlt werden als in der Nase.

Fehler: Die Ellbogen zu biegen, die Arme nach vorn zu bewegen oder eine schlaffe Haltung einzunehmen; beim Heben der Schultern sich anzuspannen oder den Atem anzuhalten. Die Haltung ist fest, jedoch entspannt. Die Wirbelsäule bleibt gerade.

2 Brustdehnung

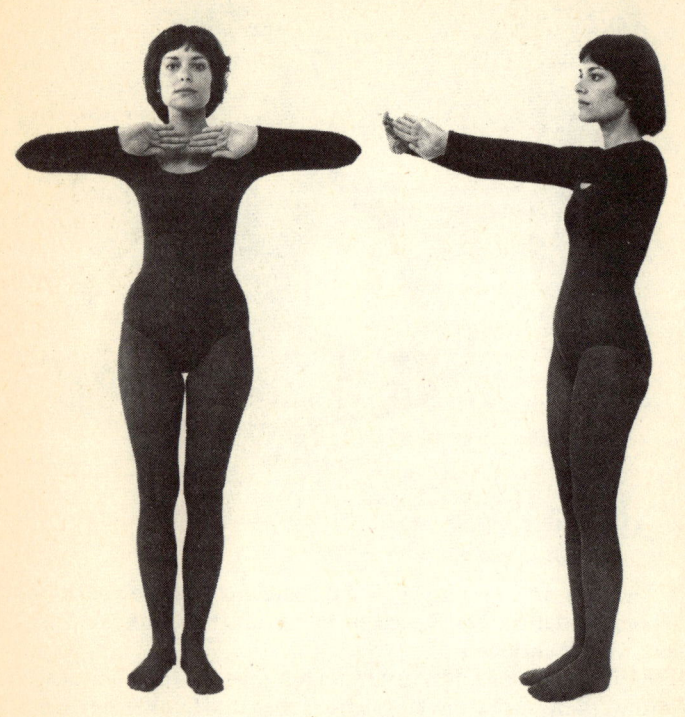

1 Stehen Sie aufrecht mit geschlossenen Füßen, die Arme an der Seite.
Heben Sie langsam und anmutig die Arme bis zu der in der Abbildung gezeigten Stellung, die Handflächen nach oben.

2 Strecken Sie die Arme langsam und anmutig in Höhe der Brust vor.

3 Führen Sie die Arme langsam nach hinten und verschränken Sie die Finger. Heben Sie die Arme so weit wie möglich und halten Sie die Wirbelsäule gerade.

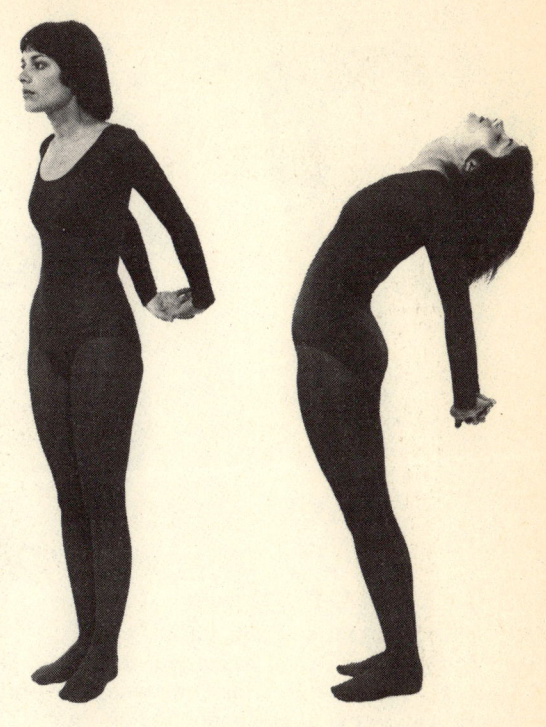

4 Beugen Sie sich so sanft wie möglich nach rückwärts, und zwar so weit wie möglich, *ohne sich jedoch dabei anzuspannen.*
Die Knie sind gerade, der Kopf ist nach hinten gebeugt, der Hals ist entspannt, die Arme sind gehoben. Halten Sie diese Stellung bis 5, ohne sich zu bewegen.

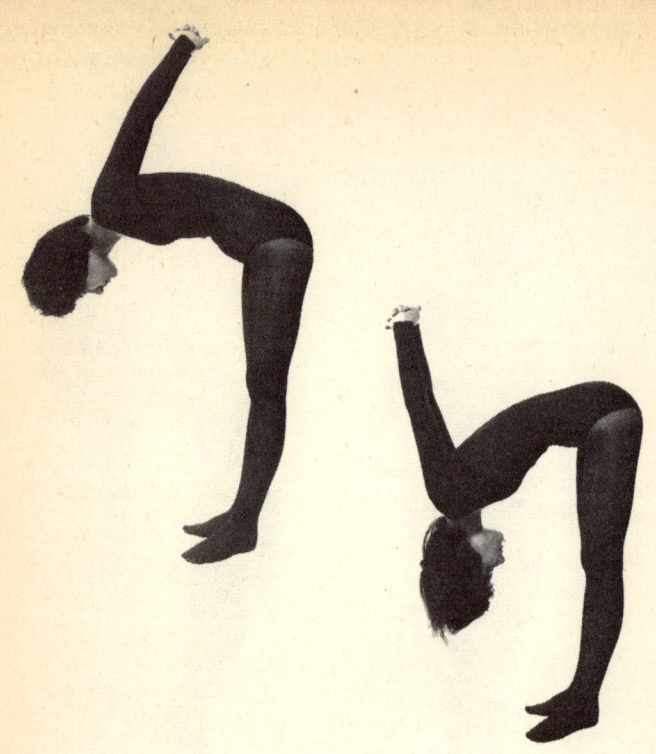

5 Richten Sie sich ganz langsam auf.
Dann beugen Sie sich ganz langsam nach vorn. Die Finger
bleiben verschränkt, die Arme kommen nach vorn, die Knie
sind gestreckt, der Hals entspannt und die Augen sind offen.

6 Beugen Sie sich so weit es geht nach vorn, jedoch ohne An-
spannung.
Diese Stellung wird bewegungslos bis 10 gehalten.
Richten Sie sich ganz langsam wieder auf.
Die Arme werden wieder an die Seite genommen. Entspan-
nen Sie sich, jedoch ohne sich zu bewegen.
Während der Lernzeit ist diese Übung zweimal durchzufüh-
ren.

Anmerkungen: Beim Yoga darf man niemals das Gefühl einer Anspannung haben. Bewegen Sie sich bei der Vorwärts- und Rückwärtsbeuge sehr langsam. Die Bewegung soll *nur bis zu einem Punkt gehen, der keine Anspannung spürbar werden läßt.* Der Hals muß während der Übung immer entspannt, die Augen müssen offen, die Arme hoch sein.

Halten Sie die Vorwärts- und Rückwärtsbeugen ohne Bewegung genauso lange wie angegeben. Es sind diese statischen *Haltepunkte,* welche die Steifheit in der Wirbelsäule beseitigen. Auf diese Weise kann sehr schnell erstaunlich viel Geschmeidigkeit erreicht werden. Mit einiger Übung ist es durchaus möglich, daß der Kopf die Knie berührt. Atmen Sie während dieser und der folgenden *asanas* ganz normal, bis andere Angaben gemacht werden.

Fehler: Das Beugen der Knie und das Steifhalten des Halses. Bemerken Sie, wie die Übende die Arme in beiden Positionen irrtümlich gesenkt hat.

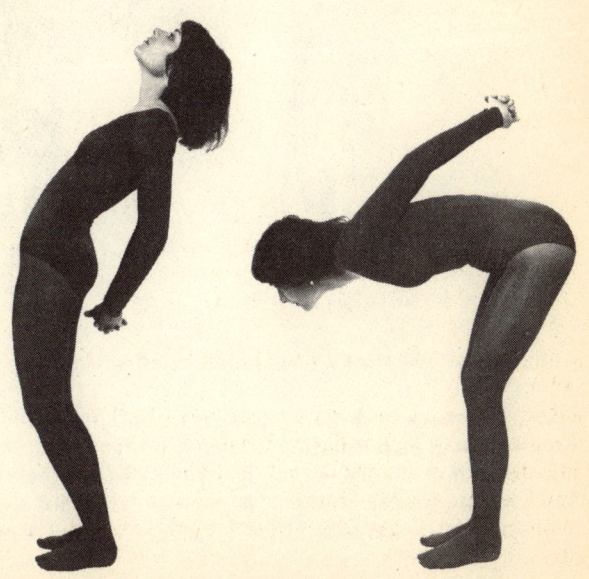

3 Rishi's Stellung

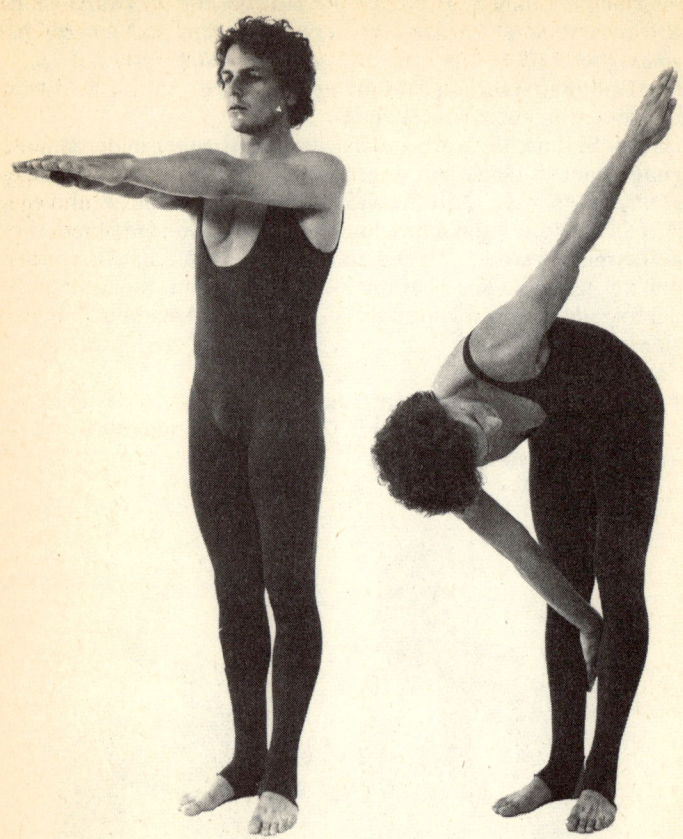

1 Stellung wie Abb. links. Die Handflächen weisen nach unten.

2 Beugen Sie sich nach vorn, aus der Taille heraus. Die rechte Hand bewegt sich langsam abwärts, an der Innenseite des rechten Beins, jedoch *hinten*. Die Knie sind gestreckt. Gleichzeitig wird der linke Arm nach hinten gehoben, wobei der Ellbogen gestreckt bleibt. Drehen Sie den Kopf und Rumpf, so daß die Augen den *Rücken* der linken Hand sehen.

3 Beugen Sie sich weiter vorwärts, bis die rechte Hand an die untere Wade greift, jedoch ohne Anspannung. Der Blick ist immer noch auf den Handrücken gerichtet. Die Knie sind gestreckt. Halten Sie diese Stellung bewegungslos bis 10.

Richten Sie sich langsam auf und bringen Sie die Arme wieder in die ausgestreckte Stellung der Abb. 1.

4 Führen Sie die gleichen Bewegungen nach der anderen Seite hin aus. (Eine noch fortgeschrittenere Stellung ist hier abgebildet.) Richten Sie sich wieder auf, wie bei Abb. 1, und wiederholen Sie die Bewegungen. Nach der letzten Wiederholung senken Sie langsam die Arme seitlich und entspannen sich.

Während der Lernzeit wird zweimal nach jeder Seite hin wiederholt, wobei die Seiten jedesmal abgewechselt werden.

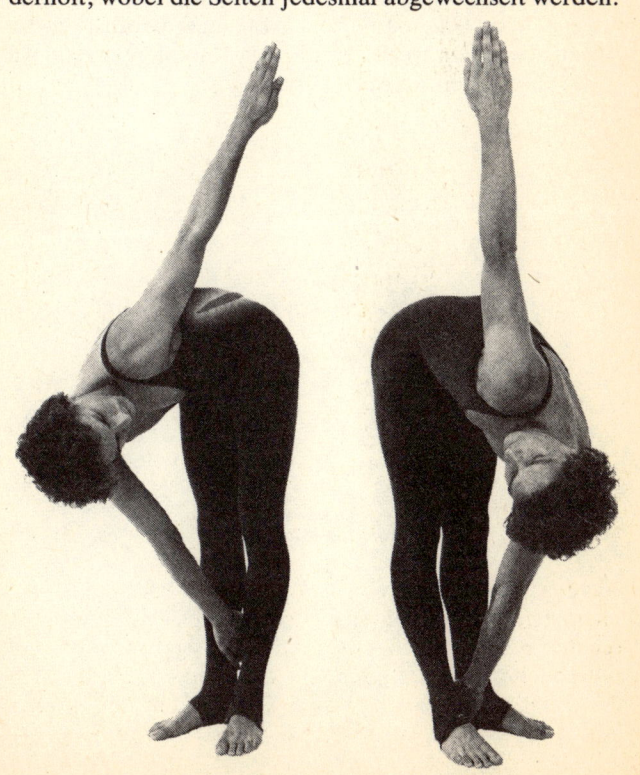

Anmerkungen: Fassen Sie diese Bewegungen wie ein langsames Ballett auf und führen Sie sie so anmutig wie möglich aus.

Beachten Sie genau die Anweisungen bezüglich der Richtungen *links* und *rechts,* damit Sie auch sicher sind, das richtige Bein zu halten.

Die Hand sollte das Bein *hinten* halten, nicht vorn oder an der Seite. Das Bein darf nicht nur einfach berührt werden, es muß *festgehalten* werden, und gegen diesen Punkt muß der Rumpf voll gedreht werden.

Man muß immer den Rücken der erhobenen Hand sehen können. Wenn dies nicht der Fall ist, hat man die Hand zu hoch gehoben. Die Knie bleiben immer gestreckt.

Fehler: Gebeugtes Knie oder gebeugter Ellbogen des erhobenen Armes. Die Übende auf der Abbildung berührt das Bein nur leicht und dreht weder Kopf noch Rumpf genügend weit, um den Handrücken sehen zu können.

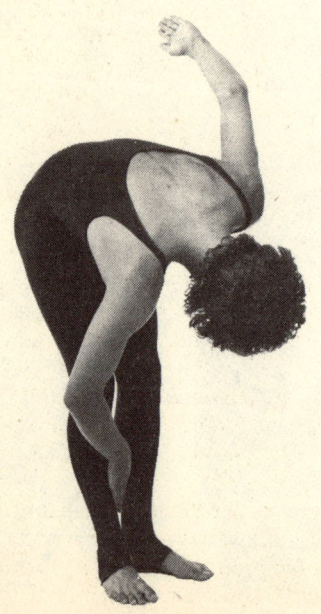

4 Triangel

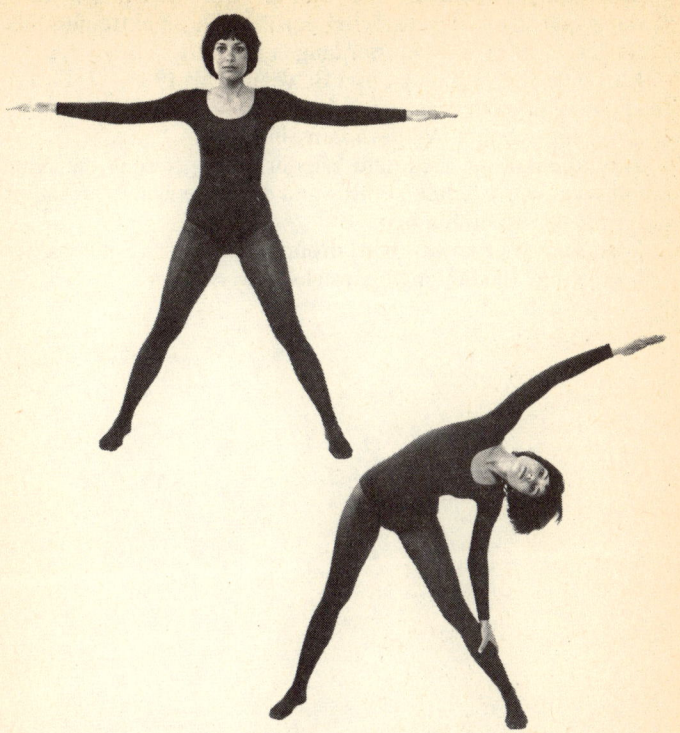

1 In stehender Stellung werden die Beine langsam gegrätscht
und die Arme langsam und anmutig gehoben (Handflächen
nach unten), wie die Abbildung zeigt.

2 Beugen Sie sich langsam nach links. Die linke Hand greift so
weit am linken Bein (außen) nach unten, wie es möglich ist.
Der rechte Arm wird, mit gestreckten Ellbogen, so weit wie
möglich mitgezogen.
Die Knie sind gerade, der Hals ist entspannt.
Halten Sie die Stellung bewegungslos bis 10.
Richten Sie sich langsam wieder bis zur Stellung der Abb. 1
auf. Die Arme sind wieder an den Seiten ausgestreckt.

3 Die gleichen Bewegungen werden nach der rechten Seite hin ausgeführt. (Bemerken Sie, daß die Übende auf der Abbildung fast schon den Knöchel berührt. Diese extremen Stellungen ergeben sich aus der langen Praxis.)

Halten Sie die Stellung ohne Bewegung bis 10.

Richten Sie sich langsam wieder auf zu der Stellung mit ausgestreckten Armen. Wiederholen Sie.

Anschließend an die letzte Wiederholung werden die Arme langsam an die Seiten geführt und die Füße werden geschlossen. Entspannen Sie sich.

Während der Lernzeit wird dreimal nach jeder Seite wiederholt, wobei die Seiten abgewechselt werden.

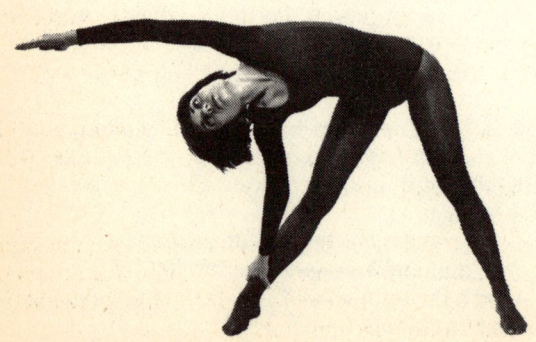

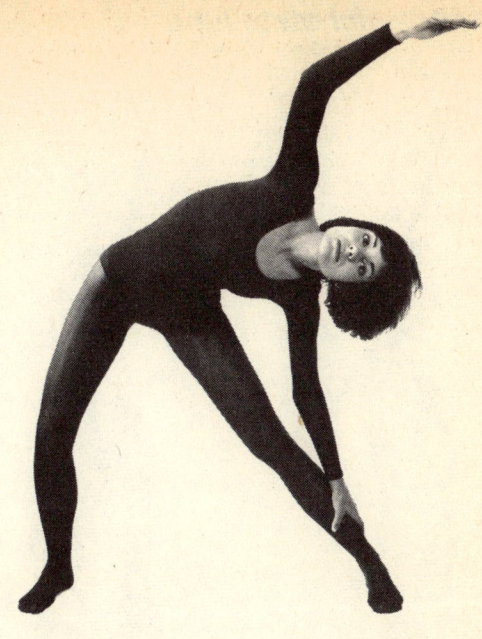

Anmerkungen: Die Arme sollten so hoch über den Kopf gezogen werden wie möglich. Das bewirkt eine Straffung der Hüftpartie. (Der Ellbogen muß gestreckt sein und die Handflächen müssen nach unten weisen.)
Richten Sie sich sehr langsam wieder auf, denn das stärkt die Muskeln.
Je besser man dieses *asana* beherrscht, desto weiter kann man die Beine grätschen. Die Festigung der seitlichen Körperpartien wird dadurch noch intensiver.

Fehler: Gebeugter Ellbogen oder gespannte Nackenmuskulatur. Auf der Abbildung wird gezeigt, wie die Übende das rechte Knie beugt und den Arm nicht genügend weit hinüberzieht, um die gewünschte Wirkung zu erzielen.

5 Gleichgewichtsstellung

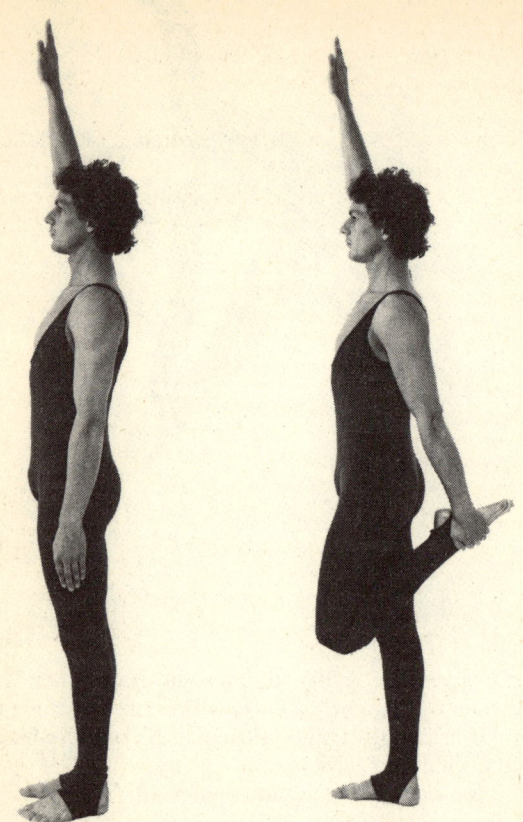

1 Die Fersen sind geschlossen, der rechte Arm wird langsam über den Kopf gehoben, wobei die Finger geschlossen sind.

2 Das Gewicht wird auf das rechte Bein verlagert. Das linke Bein wird nach hinten angezogen, so daß die linke Hand den linken Fuß wie abgebildet halten kann.

3 Ziehen Sie den linken Fuß hoch. Gleichzeitig schauen Sie nach oben und bewegen den erhobenen Arm einige Zentimeter nach rückwärts.

Diese Stellung wird so ruhig wie möglich bis 5 gehalten.

Der Arm wird langsam wieder an die Seite geführt und der Fuß auf den Boden.

4 Führen Sie die gleichen Bewegungen nach der anderen Seite hin aus.

Während der Lernzeit wird alles dreimal nach jeder Seite ausgeführt, wobei die Seiten jedesmal gewechselt werden.

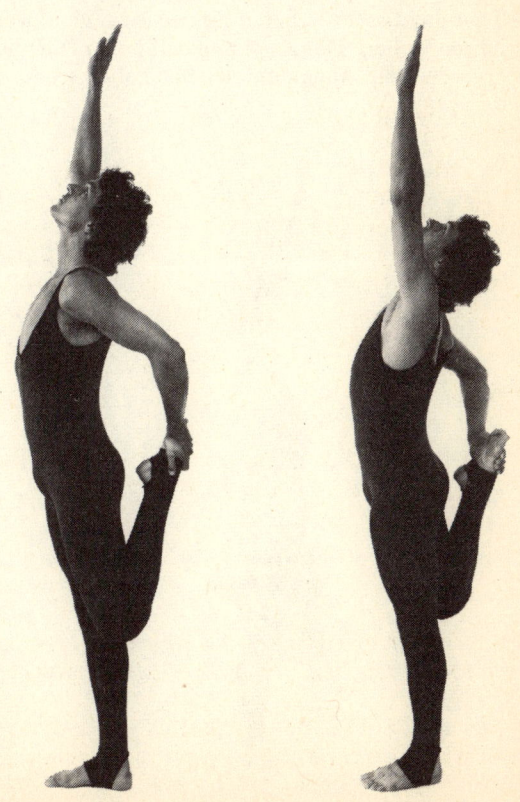

Anmerkungen: Wenn Sie irgendwann einmal das Gleichgewicht verlieren, so machen Sie eine kleine Pause und beginnen von vorn. Lachen Sie sich nicht selbst aus. Wenn Sie nach dreimaligem Versuch keinen Erfolg haben, so gehen Sie zur nächsten Übung über. Wenn Sie immer wieder einen Versuch machen, werden Sie allmählich Erfolg haben, und dieser Erfolg bringt Gleichgewicht, Ruhe und mehr Selbstvertrauen. Es ist sehr wichtig, das Gleichgewicht zu üben, daher seien Sie nicht ungeduldig, wenn Sie nicht sofort Erfolg haben.

Fehler: Zu wenig Streckung. Die Schüler sind oft schon zufrieden, wenn sie die Stellung der Abb. 5 erreicht haben, so daß sie den Fuß gar nicht mehr heben oder den Arm nicht weiter nach hinten führen wollen. Der Kopf muß auf jeden Fall nach hinten gebeugt werden, die Augen müssen nach oben schauen.

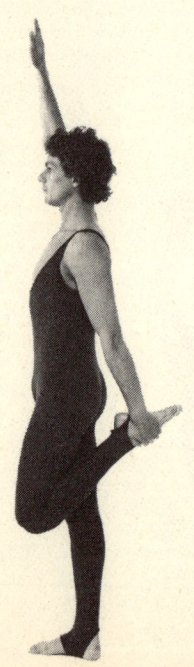

6 Tänzerstellung

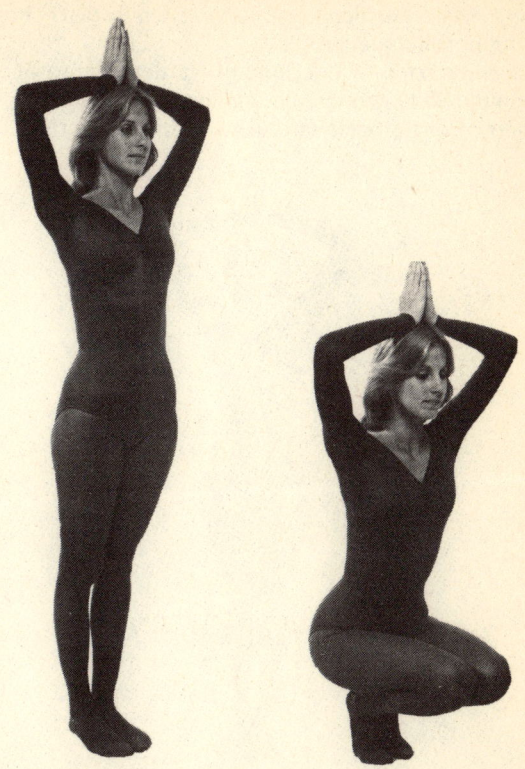

1 Die Fersen sind geschlossen, die Hände werden auf dem Kopf gegeneinandergelegt wie abgebildet. Die Handflächen werden aneinandergepreßt, die Finger sind nach oben gerichtet.

2 Mit gebeugten Knien geht man ganz langsam in die tiefe Hokke, bis das Gesäß die Fersen berührt. Die Knie bleiben immer zusammen.

3 Ohne Pause wird der Körper wieder hochgedrückt, bis man auf den Zehen steht.

Diese Stellung wird so bewegungslos wie möglich bis 5 gehalten.

Langsam wird nun der ganze Fuß auf den Boden gebracht und die Übung wird wiederholt.

Nach der letzten Wiederholung werden die Arme gesenkt und an die Seite genommen; entspannen Sie sich.

Während der Lernzeit wird dies fünfmal wiederholt.

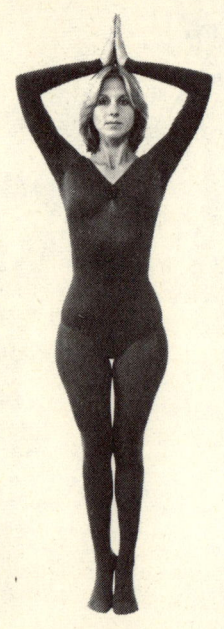

Anmerkungen: Die ganz langsame Bewegung ist notwendig, um die gewünschte Straffung und Kräftigung der Beine zu erzielen. Halten Sie die Knie immer zusammen. Wenn das Gesäß die Fersen berührt, machen Sie bitte keine Pause, sondern beginnen sofort mit der Aufwärtsbewegung. Wenn Sie einmal das Gleichgewicht verlieren, machen Sie einen Moment Pause und beginnen dann von neuem. Lachen Sie nicht über sich selbst. Ihr Körper wird gehorchen, wenn Sie sich ernsthaft an die Arbeit machen.

7 Rückenstreckung

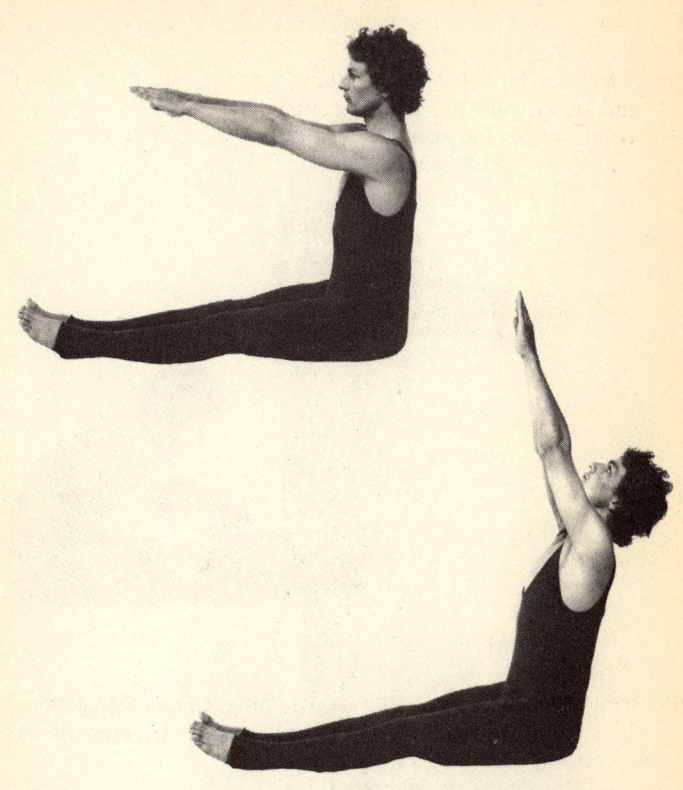

1 Sie sitzen auf der Matte, die Beine ausgestreckt und geschlossen, und heben langsam die Arme. Die Hände liegen dicht beisammen.

2 Die Arme werden langsam über den Kopf geführt. Beugen Sie den Rumpf und den Kopf einige Zentimeter nach hinten und blicken Sie nach oben.

3 Tauchen Sie langsam nach vorn.

4 Umgreifen Sie Ihre Beine so weit unten, wie es ohne Anspannung möglich ist.

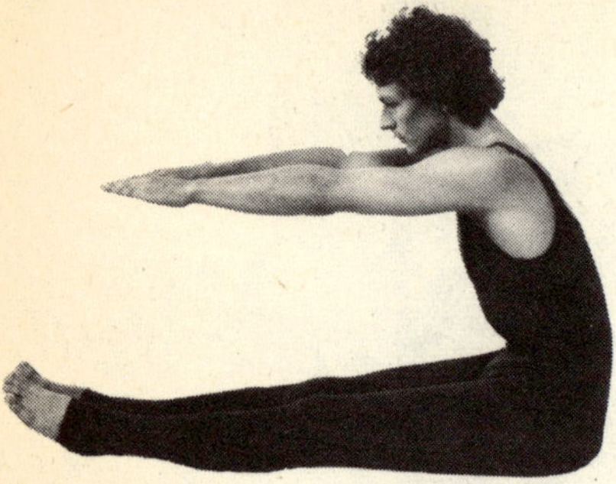

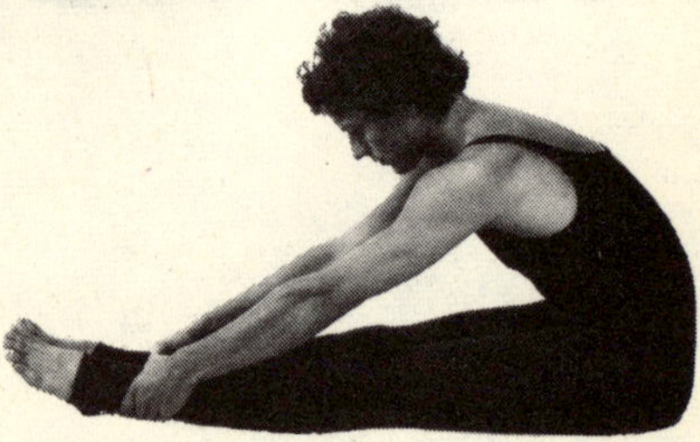

5 Bringen Sie den Kopf so nahe wie möglich ans Knie, jedoch ohne Anspannung. Die Knie sind gerade, der Hals ist entspannt, die Ellbogen sind gebeugt.
Ohne Bewegung bis 20 halten.

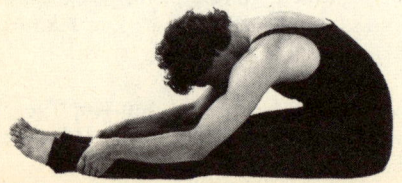

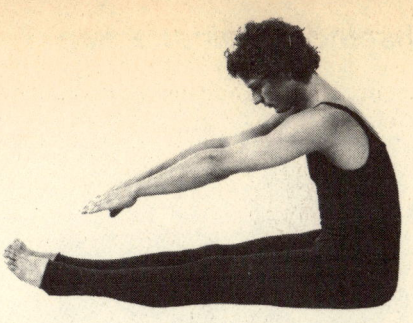

6 Lassen Sie die Beine los und richten Sie sich langsam wieder auf. Gleichzeitig heben Sie die Arme wie bei Abb. 1 gezeigt. Wiederholung. Nach der letzten Wiederholung bleiben die Hände auf den Knien liegen.
Während der Lernzeit wird diese Übung dreimal wiederholt.

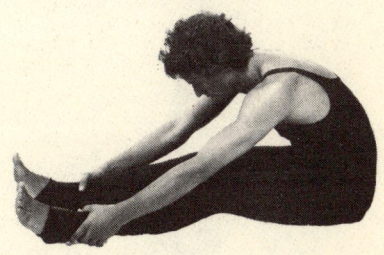

Anmerkungen: Spannen Sie sich nicht an, es muß alles so ablaufen, wie es Ihnen noch angenehm ist. Am Anfang genügt es vollkommen, wenn man nur die Knie umgreift.
Das Rückwärtsbiegen des Rumpfes (Abb. 2) hilft bei der Kräftigung der Bauchmuskeln.
Bei der Abb. 5 müssen die Ellbogen nach außen gebogen sein, damit man den Rumpf leichter nach vorn beugen kann. Die Halsmuskulatur ist entspannt, die Stirn ist auf die Knie gerichtet, damit die Rückenwirbel gestreckt werden.

Fehler: Das Öffnen der Beine, das Beugen der Knie, die gestreckten Ellbogen, die angespannte Halsmuskulatur und der erhobene Kopf.

8 Abwechselndes Beinstrecken

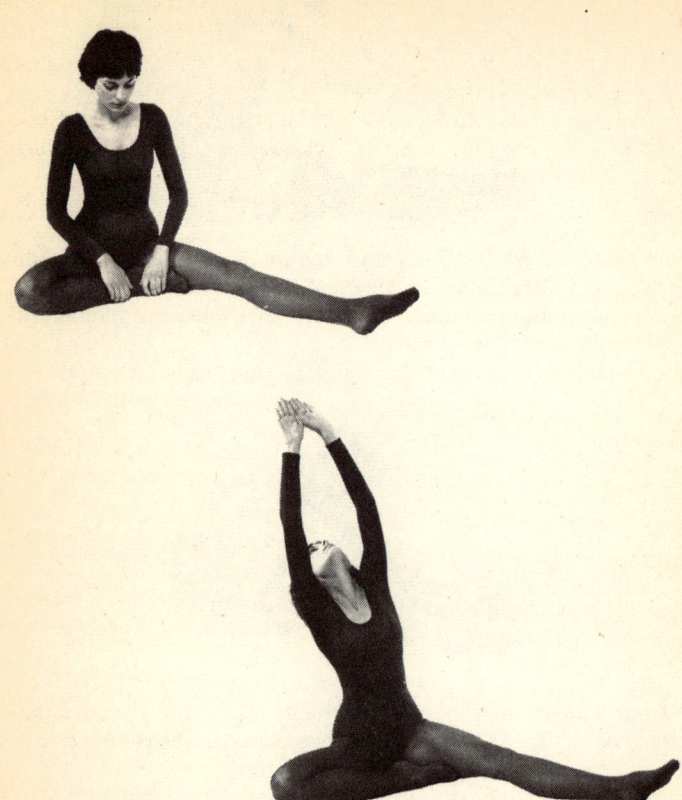

1 Die Beine sind ausgestreckt. Nehmen Sie den rechten Fuß mit den Händen und führen ihn so nahe an sich heran, bis die Sohle am linken Oberschenkel liegt.

2 Heben Sie langsam die Arme über den Kopf. Beugen Sie den Rumpf und den Kopf nach hinten und blicken Sie nach oben. Das rechte Knie muß so dicht am Boden bleiben wie möglich.

3 Tauchen Sie langsam nach vorn und umgreifen Sie das linke Bein so weit unten wie möglich, doch vermeiden Sie dabei jede Anspannung.

4 Bringen Sie den Kopf ganz langsam und sanft so nah ans linke Knie heran wie möglich.
Das linke Knie ist gestreckt, der Hals ist entspannt, die Ellbogen sind nach außen gebogen, das rechte Knie bleibt so dicht am Boden wie möglich.
Halten Sie die Stellung bis 20, ohne sich zu bewegen.

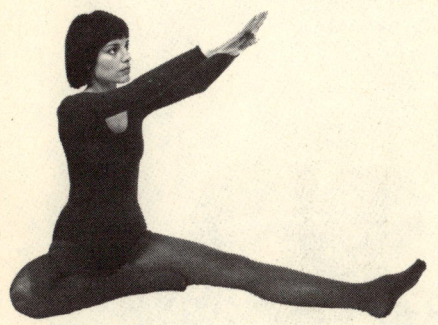

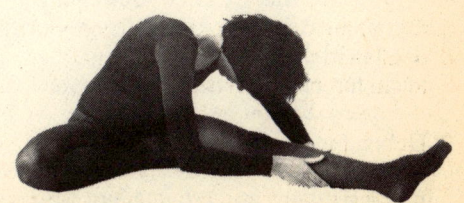

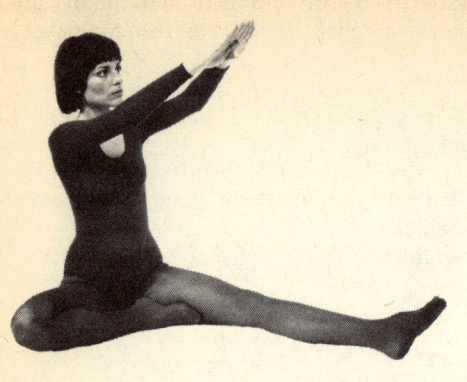

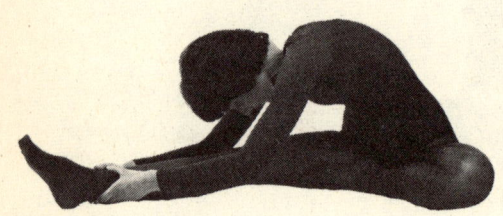

5 Lassen Sie das Bein los und richten Sie sich langsam auf, bis Sie aufrecht sitzen. Gleichzeitig heben Sie die Arme. Wiederholung.

6 Führen Sie die gleichen Bewegungen mit rechtem ausgestrecktem Bein aus. (Eine fortgeschrittene Stellung ist hier abgebildet.)
Nach der letzten Wiederholung strecken Sie beide Beine aus und legen die Hände auf die Knie.

Während der Lernzeit führen Sie die Übung zweimal mit dem linken Bein aus und zweimal mit dem rechten Bein.

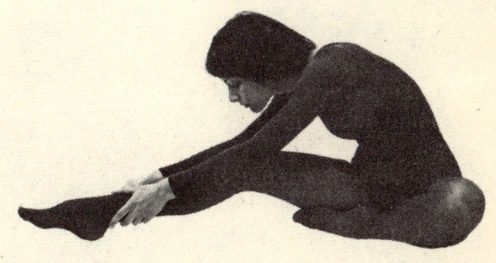

Anmerkungen: Das Knie des ausgestreckten Beins darf auf keinen Fall gebeugt sein.

Alle Anmerkungen der vorhergehenden Übung (Rückenstrekkung) gelten auch für diese Übung.

Fehler: Das Beugen des ausgestreckten Beins, das Heben des anderen Knies mehr als unbedingt notwendig, das Ausstrecken der Ellbogen oder das Anspannen der Halsmuskulatur.

Die übende Frau auf der Abbildung oben umgreift die Wade nur ganz leicht, während sie eigentlich das Bein fest umspannen sollte.

9 Knie- und Oberschenkelstreckung

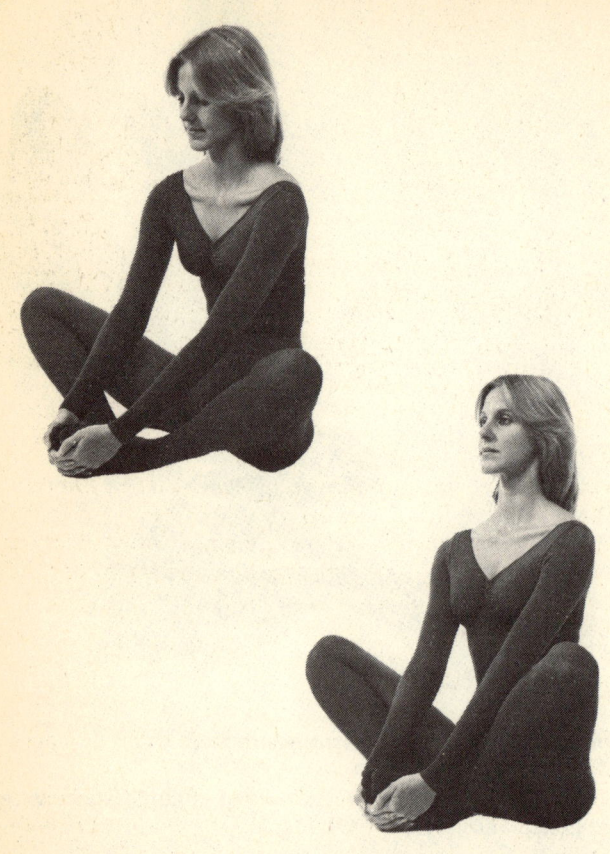

1 Umklammern Sie die Füße und verschränken Sie dabei die Finger.

2 Ziehen Sie die Füße so dicht an sich heran wie möglich. Strecken Sie die Wirbelsäule und den Kopf.

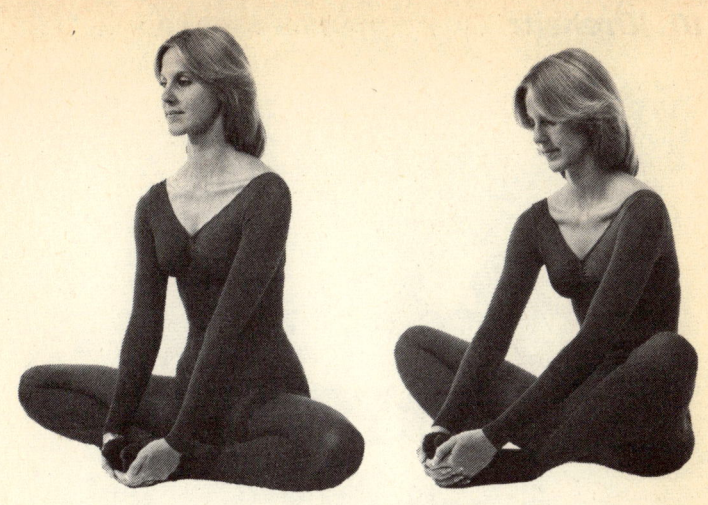

3 Bringen Sie die Knie so dicht wie möglich an den Boden.
Halten Sie ohne Bewegung bis 10.
Knie und Oberschenkel dürfen nun einige Augenblicke ent-
spannen. Die Hände bleiben jedoch verschränkt unter den
Füßen.
Wiederholung.
Nach der letzten Wiederholung läßt man die Füße los und
streckt langsam die Beine aus.

Während der Lernzeit dreimal wiederholen.

Anmerkungen: Selbst wenn die Knie nur einige Zentimeter gesenkt werden können, wird das *asana* dennoch nützlich sein.
Wenn die Oberschenkel gefestigt sind, können die Knie dann
tiefer an den Boden gebracht werden.

Fehler: Im Rumpf schlaff zu werden. Die Übende hat hier die
Füße nicht weit genug herangezogen und drückt sich nicht genügend hoch, um die Knie weiter an den Boden bringen zu können
(rechte Abbildung oben).

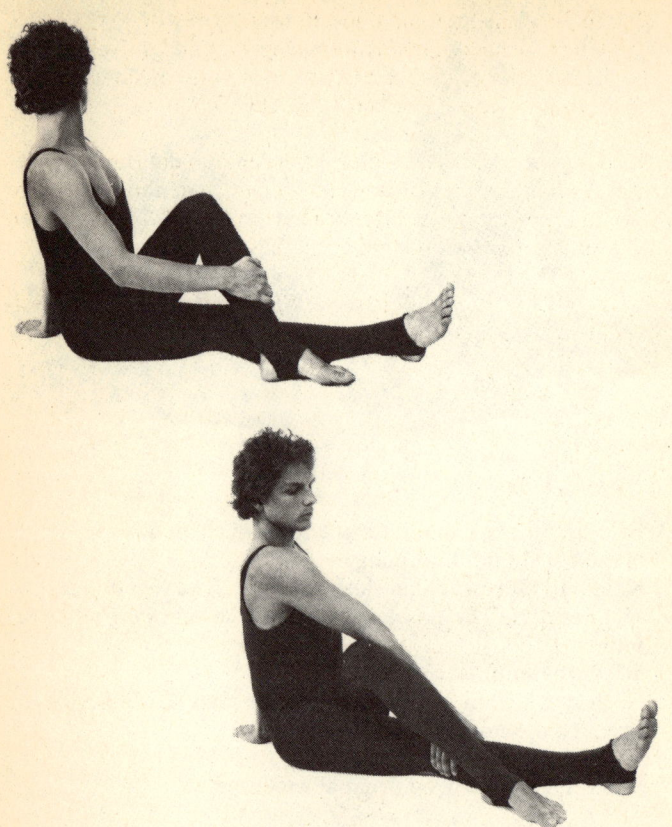

1 Die Beine sind ausgestreckt. Das linke Bein wird über das rechte gekreuzt, die Fußsohle wird auf den Boden gesetzt. Setzen Sie die linke Hand fest hinter sich auf den Boden, damit Sie Ihr Gleichgewicht halten können.

2 Kreuzen Sie den rechten Arm *über* das linke Knie und umfassen Sie das rechte Knie oder die Wade mit der rechten Hand.

3 Drehen Sie nun Kopf und Rumpf so weit wie möglich nach *links*. Der Rumpf muß aufrecht bleiben.
Halten Sie diese Stellung ohne Bewegung bis 10.
Drehen Sie den Kopf und Rumpf langsam wieder nach vorn in die Stellung der Abb. 2. Entspannen Sie einen Augenblick.
Wiederholen Sie die Drehung der Abb. 3.

4 Nach der letzten Wiederholung werden nun die Beine ausgestreckt und die gleichen Bewegungen nach der anderen Seite hin ausgeführt. (Die Wörter »links« und »rechts« der obigen Anweisungen müssen dabei ausgetauscht werden!)

Während der Lernzeit wird die Übung dreimal zur linken Seite, dann dreimal zur rechten Seite hin ausgeführt.

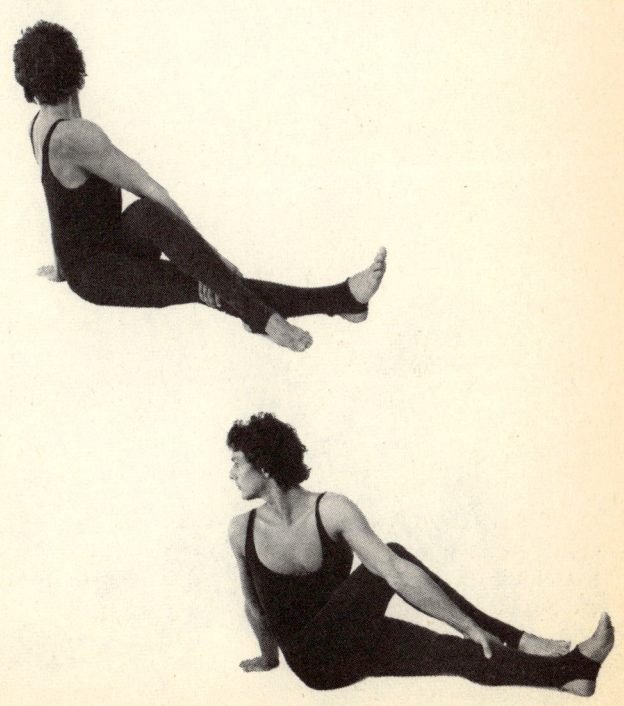

Anmerkungen: Zuerst werden Sie während der Übung ein verkrampftes Gefühl haben, doch das wird nach einiger Praxis vergehen.
Die Wirbelsäule reagiert sehr willig auf diese »Korkenzieherbewegung«. Die Verdrehung der Wirbelsäule gehört zu den Standardtechniken des Chiropraktikers.
Die Schüler fühlen sich nach diesem *asana* meist sehr angeregt, denn Rücken und Wirbelsäule werden sofort gelockert und daher wird Energie frei.

Fehler: Ein Schlaffwerden im Rumpf und das Greifen der Hand *um* das Knie statt *über* das Knie. Bemerken Sie, wie der Übende die Fußsohle nicht auf dem Boden hat. Die Hand sitzt neben dem Rücken und nicht hinter ihm. Rumpf und Kopf sind nicht ganz gedreht, so daß der Nutzen der Korkenzieherbewegung nicht voll erfahren werden kann.

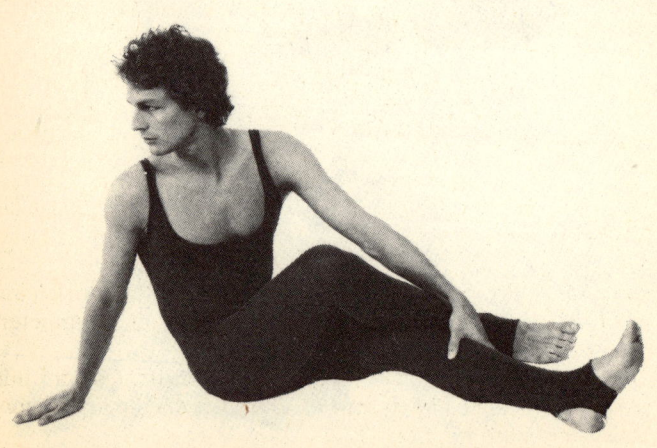

11 Rückwärtsbeuge

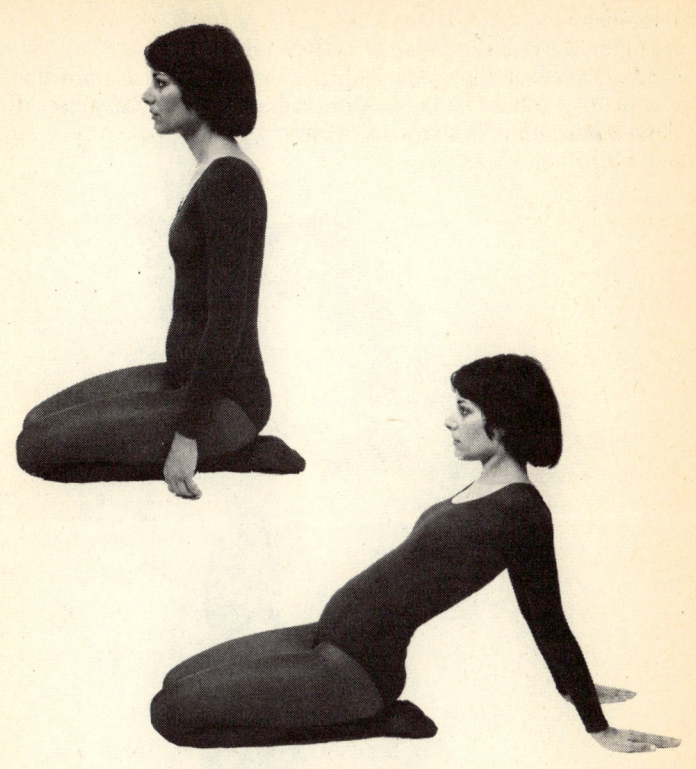

1 Setzen Sie sich auf die Fersen. Die Knie sind zusammen, die
Arme an den Seiten.

2 Setzen Sie die Handflächen zu beiden Seiten hinter sich auf
den Boden und führen Sie die Hände langsam, zentimeterweise zurück.
Die Knie sind geschlossen, die Arme sitzen auf gleicher Linie
mit den Oberschenkeln, die Finger sind geschlossen und deuten direkt nach rückwärts.

3 Biegen Sie nun langsam den Rumpf nach oben, und zwar so weit wie möglich. Gleichzeitig neigen Sie den Kopf so weit zurück wie möglich. Die Fersen müssen immer auf dem Gesäß bleiben.

Halten Sie diese Stellung ohne Bewegung bis 20.

Heben Sie langsam den Kopf, senken Sie den Rumpf und bringen Sie die Hände wieder langsam, zentimeterweise, in die anfängliche Stellung der Abb. 1.

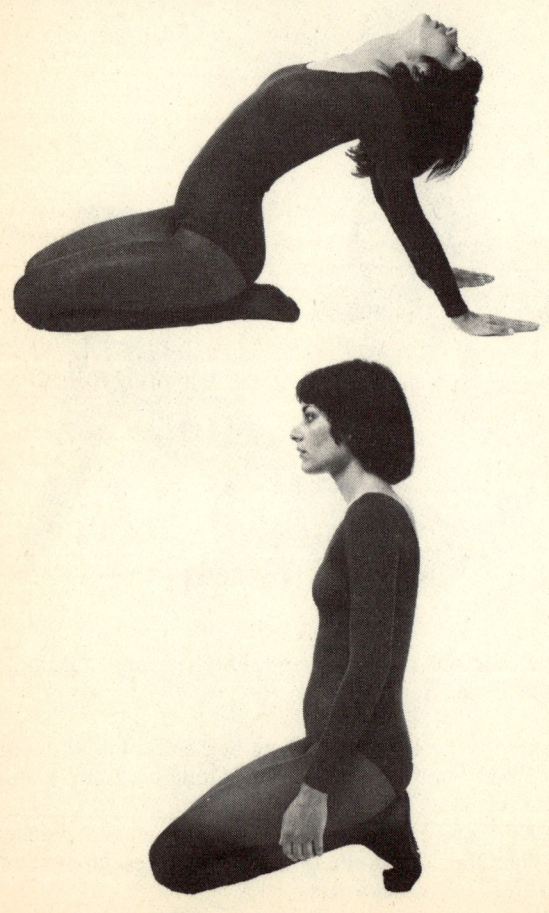

4 Ändern Sie die Stellung der Füße, so daß die Zehenspitzen auf dem Boden stehen. Setzen Sie sich langsam auf die Fersen.

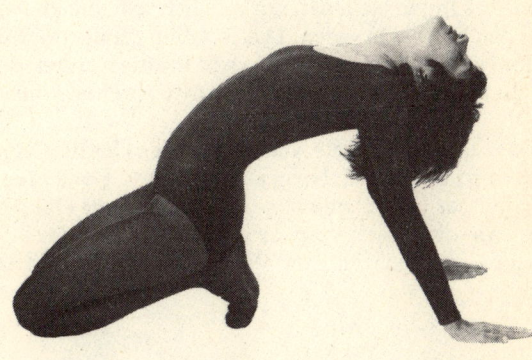

5 Setzen Sie die Fingerspitzen oder die Handflächen auf den Boden und bringen Sie die Arme langsam, zentimeterweise, nach hinten.
Biegen Sie die Wirbelsäule und neigen Sie den Kopf.
Halten Sie diese Stellung ohne Bewegung bis 10.
Heben Sie langsam den Kopf, senken den Rumpf, bringen Sie die Hände zentimeterweise nach vorn bis zur Ausgangsposition der Abb. 4.
Bringen Sie nun die Beine wieder nach vorn und strecken Sie sie aus.

Während der Lernzeit wird jede der zwei Stellungen einmal eingenommen.

Anmerkungen: Schwäche und Unbeweglichkeit sind die Ursachen vieler Beschwerden der Knöchel, Füße und Zehen. Die Rückwärtsbeuge gehört zu den *asanas,* die dazu dienen, solche Beschwerden zu verhindern oder sie zu erleichtern.

Wenn Sie die Bewegungen der Abb. 3 und 5 ausführen, so gehen Sie bitte sehr behutsam vor und hören sofort auf, wenn eine Stellung unangenehm zu werden beginnt. Halten Sie an dem Punkt so lang, wie es vorgeschrieben ist (zählen!), und innerhalb von ein paar Tagen wird es Ihnen möglich sein, sich weiter rückwärts zu bewegen. *Die Bewegung nach hinten oder vorn darf niemals mit Schwung erfolgen.*

Die Stellung der Abb. 5 könnte sich als schwierig erweisen. Am Anfang wird es Ihnen vielleicht nur möglich sein, einige Augenblicke auf den Fersen zu sitzen. Das ist völlig genügend. Mit zunehmender Praxis werden Ihre Zehen so kräftig werden, daß sie Ihr Gewicht tragen können, so daß Sie fortschreiten können.

Fehler: Das Öffnen der Knie, das Heben des Gesäßes von den Fersen, das unzureichende Neigen des Kopfes. Bemerken Sie, wie die Arme der Übenden nicht auf der Linie der Oberschenkel liegen, wie die Finger gespreizt sind und nicht direkt nach hinten deuten und wie wenig die Wirbelsäule gekrümmt ist.

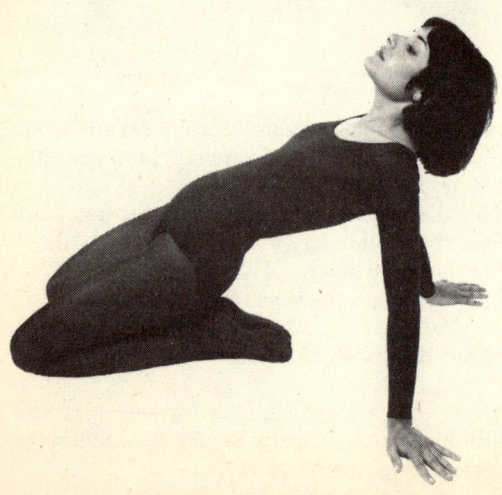

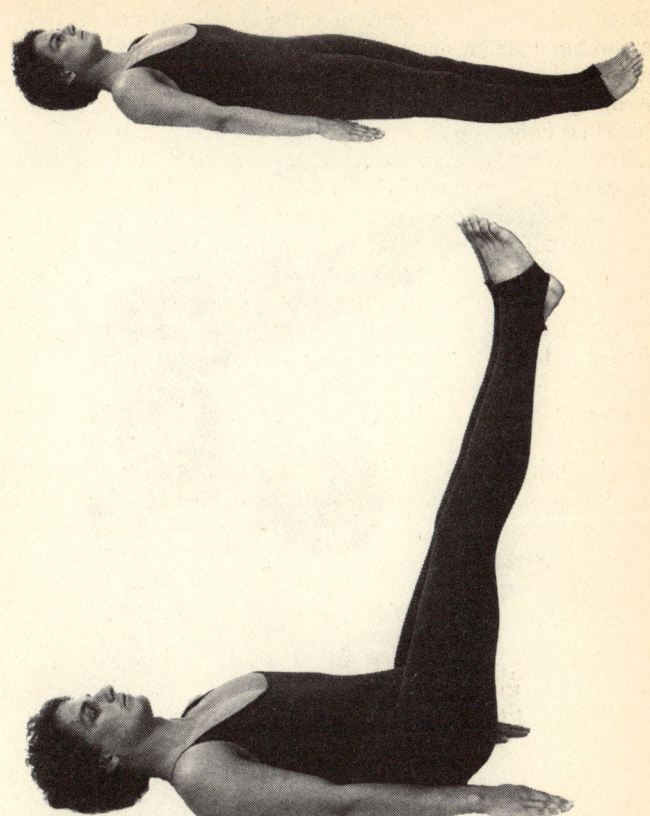

1 Legen Sie sich auf den Rücken, die Arme an den Seiten, die Handflächen auf dem Boden.

2 Spannen Sie die Bauch- und Beinmuskulatur an. Drücken Sie sich mit den Händen gegen den Boden und heben langsam die Beine, jedoch mit gestreckten Knien.

3 Schwingen Sie die Beine zurück über den Kopf. Stützen Sie die Hände gegen die Hüften oder die untere Rückenpartie.

4 Strecken Sie langsam die Beine und den Rumpf. Halten Sie an dem Punkt, wo die Streckung unangenehm zu werden beginnt.

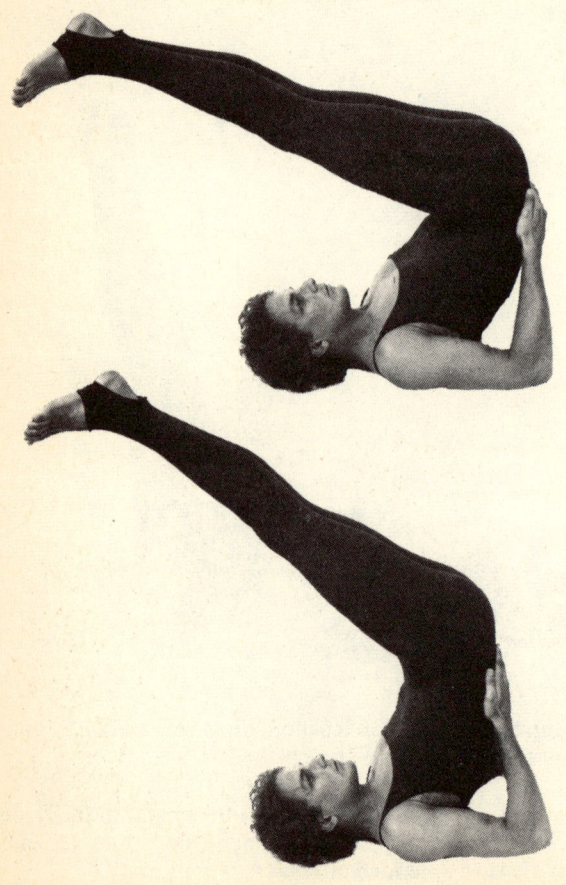

5 Dies ist die Endstellung, die mit geduldiger, stetiger Arbeit erreicht werden kann.
Halten Sie die äußerste Ihnen mögliche Stellung ohne Bewegung während der Lernzeit 30–60 Sekunden lang.

6 Beugen Sie die Knie und senken Sie sie langsam auf den Kopf zu.

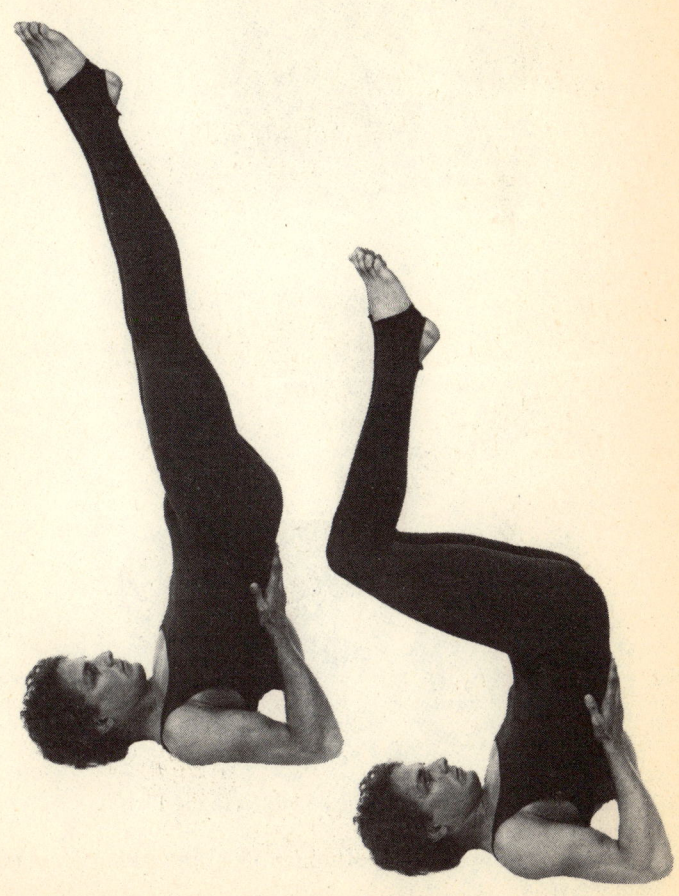

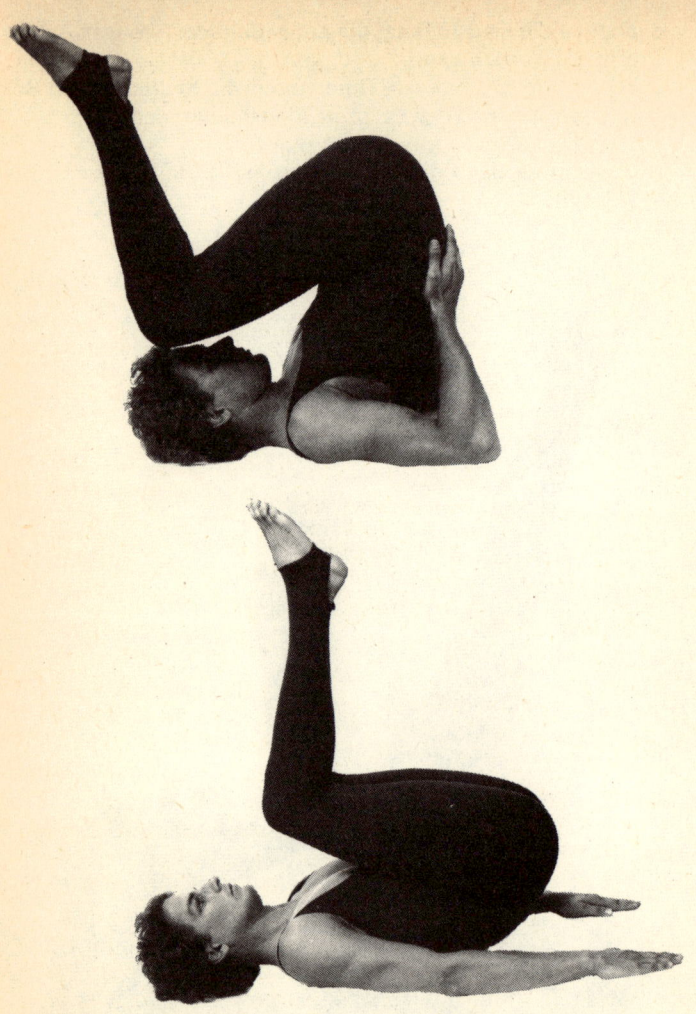

7 Beugen Sie weiter die Knie so weit wie möglich.

8 Legen Sie die Hände auf den Boden und rollen *langsam* nach vorn.

9 Wenn die Hüften den Boden berühren, strecken Sie langsam die Beine aus und senken Sie sie sehr langsam zu Boden.

10 Entspannen Sie nun etwa eine Minute (siehe Abb. 1). Der Schulterstand wird nur einmal durchgeführt.

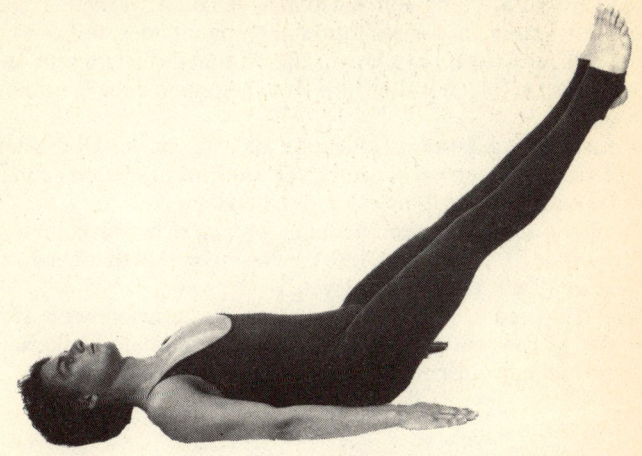

Anmerkungen: Jede Umkehrung ist wertvoll. Wenn Sie daher nur eine sehr angenäherte Position des Schulterstands erreichen, werden Sie schon einen Nutzen daraus ziehen, und es wird Ihnen gelingen, allmählich eine fortgeschrittenere Stellung einzunehmen. Sie brauchen keinen Ehrgeiz zu haben, die Endstellung zu erreichen. Nehmen Sie sich soviel Zeit wie notwendig, um sich bei jeder vorhergehenden Stellung wohl zu fühlen.
Wenn Sie die Beine über den Kopf schwingen (Abb. 3), so helfen Sie sich dabei, die Hüften vom Boden zu lösen. Wenn nötig, kann diese Bewegung schnell erfolgen, um den nötigen Schwung zu bekommen.
Beginnen Sie mit dem Haltepunkt in Ihrer extremen Stellung mit 30–60 Sekunden. Die *Fitness-Programme* und *speziellen Übungsfolgen* erfordern das Halten der extremen Stellungen über längere Zeit. Diese ausgedehnteren Haltepunkte werden

erreicht, indem man jede Woche 15 Sekunden hinzufügt, bis die angegebene Zeit erreicht wird. Fügen Sie jedoch nicht mehr als 15 Sekunden in der Woche hinzu und halten Sie niemals Ihre extreme Position *weniger* lang als bei der letzten Übung. Sie sollten immer eine Uhr erreichbar haben, die Sie aus der umgekehrten Stellung heraus leicht sehen können.

Die extreme Stellung soll entspannt gehalten werden. Es ist nicht notwendig, an diesem Punkt angespannt oder steif zu werden. Konzentrieren Sie sich auf die Atmung, die langsam und kontrolliert erfolgen sollte. Ihre Augen können dabei geschlossen sein.

Ein zusammengefaltetes Handtuch, das Sie vor der Übung unter Ihren Hals legen, wird den Druck erleichtern, der manchmal bei der extremen Stellung erlebt werden kann.

Sie müssen aus der extremen Stellung *genau so* herauskommen, wie die Abb. 6–9 zeigen. Diese Bewegungen sollten ineinander übergehen, sehr fließend und weich.

Wenn Sie wieder in die horizontale Lage zurückgekehrt sind und der Körper entspannt ist, werden Sie eine tiefe Lockerung spüren und eine anschließende Revitalisierung.

13 Pflug

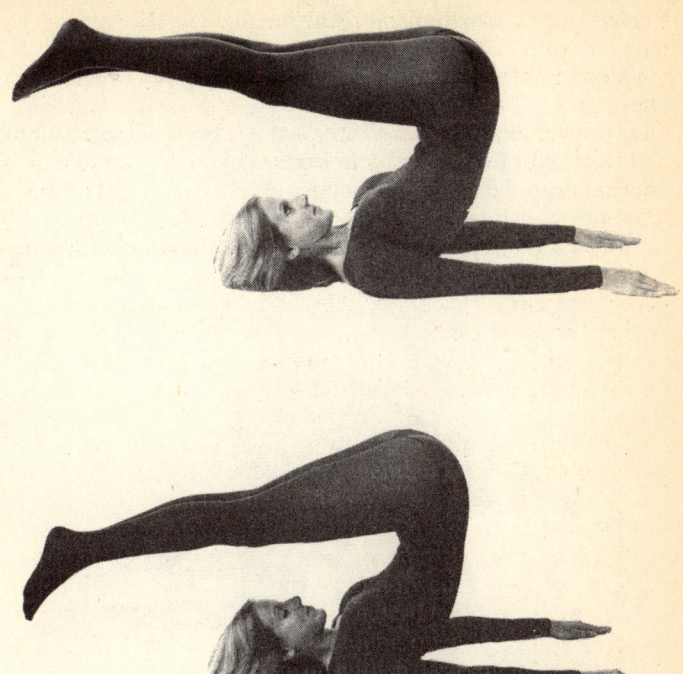

1 Legen Sie sich auf den Rücken und gehen Sie ebenso vor wie beim Schulterstand (12), indem Sie die Beine über den Kopf schwingen.

2 Anstatt den Rumpf zu strecken, wie beim Schulterstand, halten Sie die Handflächen auf dem Boden und führen die Beine noch weiter zurück.
Senken Sie langsam die Beine soweit wie möglich auf den Boden.
Halten Sie an dem Punkt, wo das Senken der Beine unangenehm wird.

3 In der Endstellung (die mit geduldiger Arbeit endlich erreicht wird) berühren die Beine den Boden *so nah am Kopf wie möglich*.
Halten Sie Ihre extreme Stellung bis 20.

4 Beugen Sie die Knie und bringen Sie sie langsam wieder nach vorn.
Fahren Sie jetzt genauso weiter fort wie beim Schulterstand, bis der ganze Körper auf dem Boden ruht.
Entspannen Sie etwa 30 Sekunden.
Wiederholen Sie die Übung.
Während der Lernzeit ist diese Übung zweimal auszuführen.

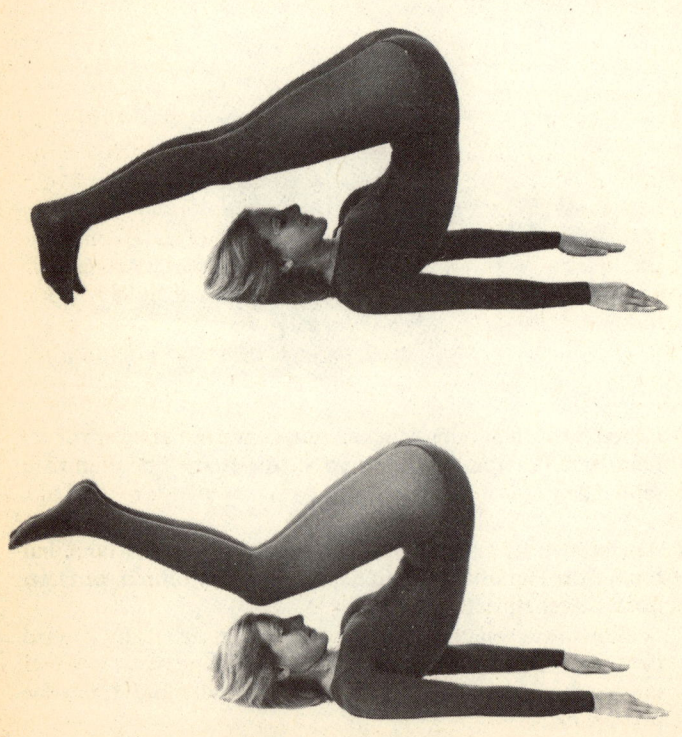

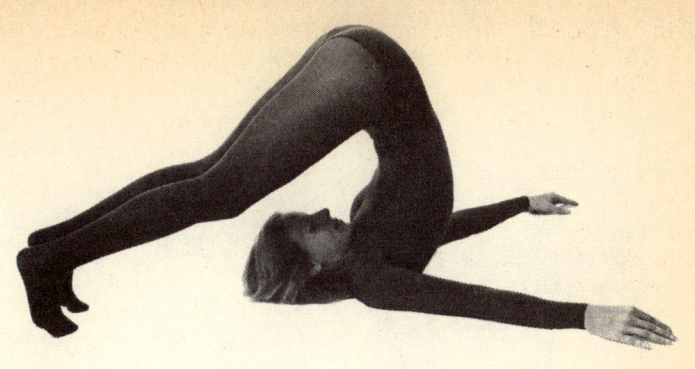

Anmerkungen: Die Endstellung der Abb. 3 wird allmählich mit entsprechender Geduld erreicht. Wenn Sie ganz einfach *Ihre* extreme Position halten, ganz gleich, wie weit Ihre Füße noch vom Boden entfernt sind, wird das Gewicht Ihrer Beine es Ihnen möglich machen, die notwendige Beweglichkeit zu bekommen. Es hat keinen Wert, die Beine in eine Stellung zu zwingen, die tiefer ist als wirklich bequem. Jede Anspannung wird nur den Fortschritt verzögern.

Erinnern Sie sich immer daran, daß jeder Nutzen, den Sie aus der Yogapraxis ziehen, dadurch gewonnen wird, daß Sie *Ihre* extremen Stellungen halten.

Bei den ersten Versuchen wird Ihr Atem unregelmäßig sein, wegen der Weise, wie das Kinn an die Brust gepreßt ist. Wenn Sie sich auf die Atmung konzentrieren, werden Sie bald in der Lage sein, Ihre Atmung zu normalisieren.

Wenn Sie den Pflug sehr langsam ausführen, werden Sie jeden Wirbel einzeln spüren können und so den ganzen Rücken und die ganze Wirbelsäule durcharbeiten.

Fehler: Das Beugen der Knie, das Entfernen der Arme von den Seiten, das Heben der Handflächen vom Boden, das Öffnen der Beine und Füße.

14 Kobra

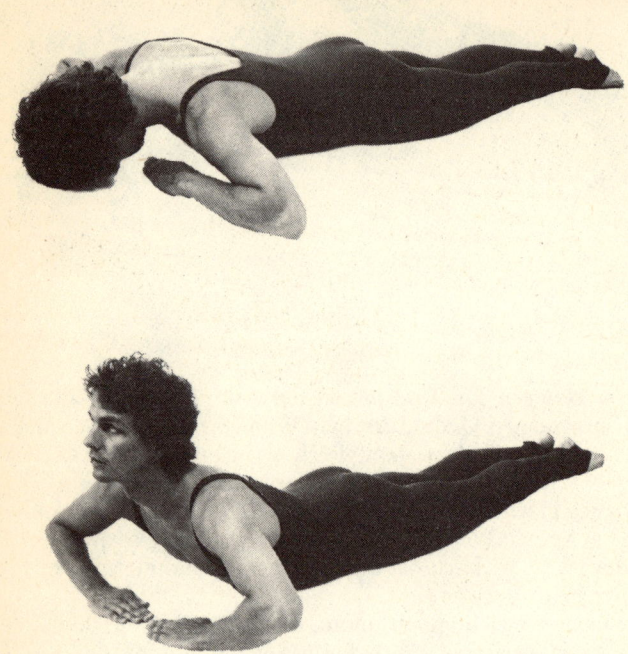

1 Legen Sie sich wie abgebildet auf die Matte, die Stirn auf dem Boden. Die Hände liegen neben den Schultern, die Finger sind geschlossen und zeigen nach innen, gegen die andere Hand. (Die korrekte Hand- und Fingerposition ist sehr wichtig.)

2 Heben Sie langsam den Kopf.
Legen Sie den Kopf in den Nacken und beginnen Sie, sehr langsam den Rumpf zu heben, indem Sie die Hände gegen den Boden drücken.

3 Der Rumpf wird weiter sehr langsam gehoben, dabei muß die Wirbelsäule immer gebogen sein, der Kopf nach rückwärts geneigt.

4 Heben Sie den Rumpf so weit, wie es Ihnen bequem ist.

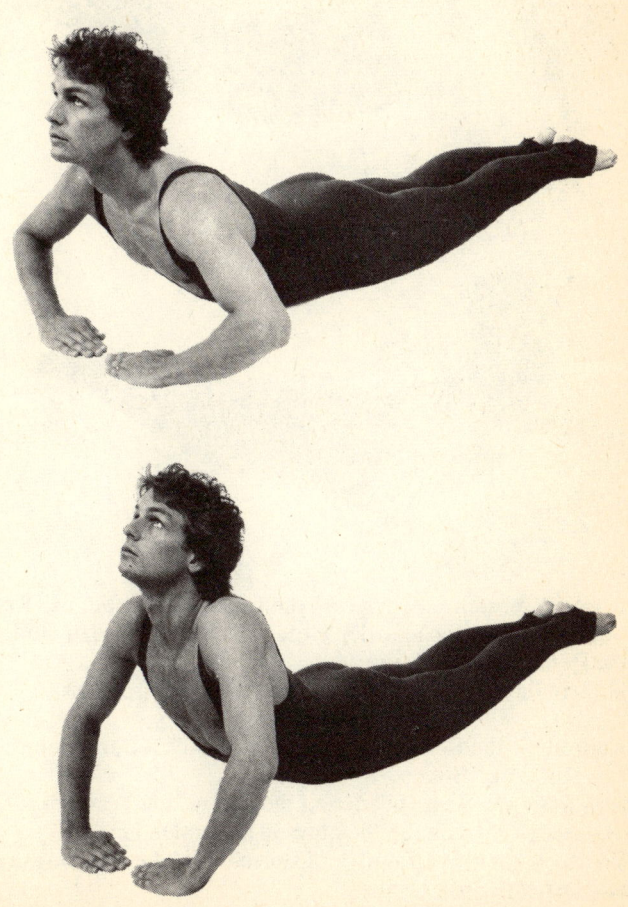

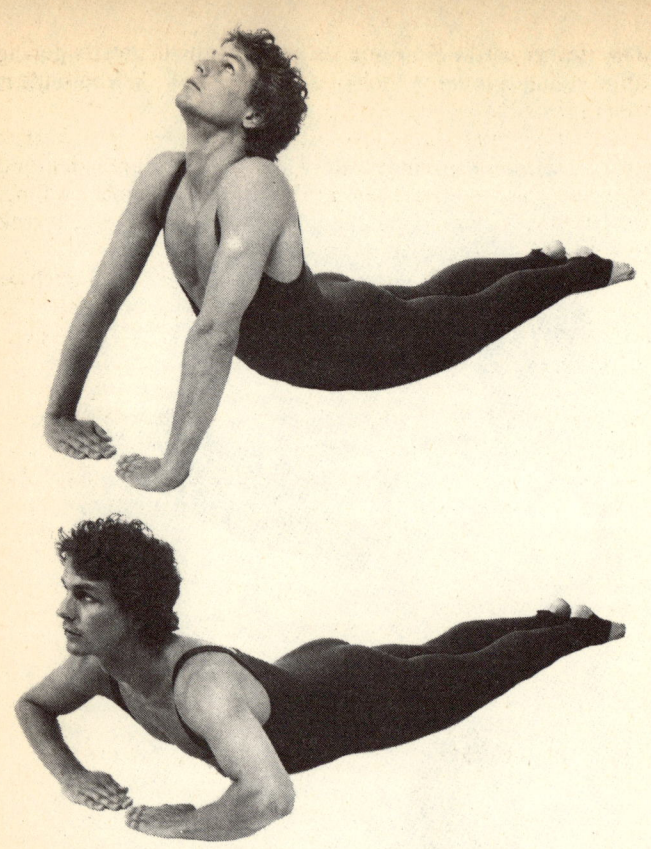

5 In der extremen Stellung sind die Ellbogen gerade, der Kopf
ist rückwärts gebogen, der Unterbauch berührt den Boden,
die Beine sind entspannt.
Halten Sie Ihre extreme Position ohne Bewegung bis 15.

6 Kehren Sie die Bewegungen um und senken Sie ganz langsam
den Rumpf zu Boden.
Legen Sie die Arme wieder an die Seiten, die Wange auf die
Matte und entspannen Sie etwa 30 Sekunden lang.
Wiederholung. Während der Lernzeit wird diese Übung drei-
mal durchgeführt.

Anmerkungen: Der Kopf muß ständig nach rückwärts geneigt sein, die Augen müssen nach oben schauen. Die Wirbelsäule ist immer gebogen, niemals gerade.

Die Stellungen der Hände und Finger muß immer ganz korrekt sein. (Hände neben den Schultern, Finger nach innen deutend, gegen die andere Hand. Diese Handstellung macht es Ihnen möglich, den Rumpf in der endgültigen Stellung in den korrekten Abstand zu bringen.)

Heben Sie den Rumpf nur so weit hoch, wie es Ihnen noch bequem ist. Halten Sie diese Stellung ohne Bewegung bis 15. Sie werden wahrscheinlich feststellen, daß Sie bei jedem Üben einen Zentimeter weiter hinauf kommen.

Fehler: Das Anspannen der Beinmuskulatur, das Spreizen der Finger, das Deuten in eine andere Richtung. Bemerken Sie, wie der Übende durch mangelndes Kopfneigen nach hinten die Wirbelsäule zu wenig krümmt.

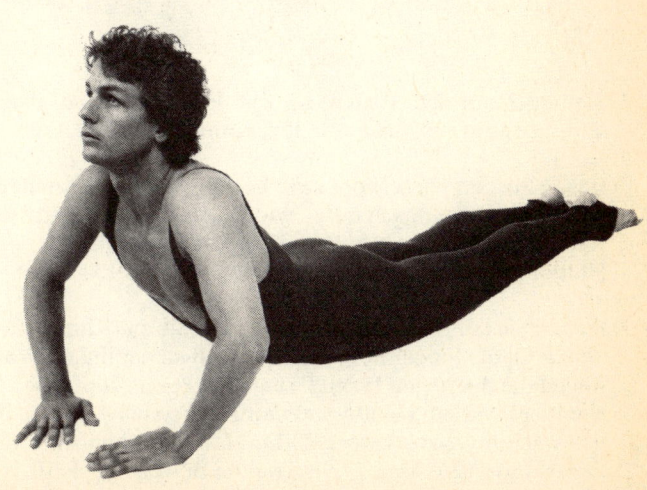

15 Kopfdrehung

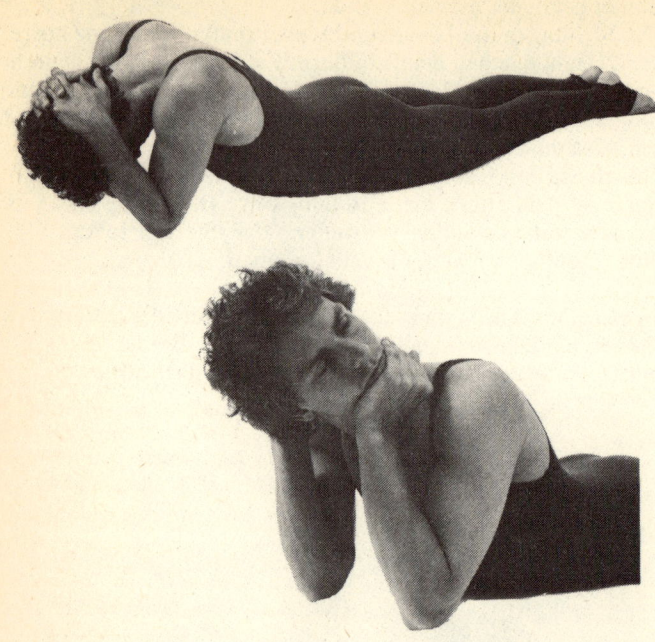

1 Sie liegen auf dem Bauch, stützen die Ellbogen auf den Boden, etwa im Abstand von 20 Zentimetern. Die Arme sind parallel.
Legen Sie den Hinterkopf zwischen die Hände und ziehen Sie den Kopf so weit nach unten wie möglich, jedoch ganz sanft. (Das Kinn soll am Endpunkt die Brust berühren.)
Halten Sie diese Stellung ohne Bewegung bis 10.

2 Heben Sie langsam den Kopf und legen Sie das Kinn in die linke Hand; die Finger liegen geschlossen an der linken Wange.
Legen Sie die rechte Hand fest an den Hinterkopf.
Benutzen Sie die Hände, um den Kopf so langsam wie möglich nach links zu bewegen. (Die Ellbogen bleiben am Boden.) Halten Sie diese Stellung ohne Bewegung bis 10.

3 Bewegen Sie die Arme nicht. Drehen Sie den Kopf und stützen Sie das Kinn in die rechte Hand. Die linke Hand greift an den Hinterkopf.

Benutzen Sie die Hände, um den Kopf ganz langsam so weit wie möglich nach rechts zu drehen.

Halten Sie diese Stellung ohne Bewegung bis 10.

Drehen Sie den Kopf nach vorn.

Wiederholung.

Nach der letzten Wiederholung wird das Kinn auf die Matte gesenkt, die Arme werden an die Seiten gelegt.

Während der Lernzeit werden die 3 Bewegungen zweimal durchgeführt.

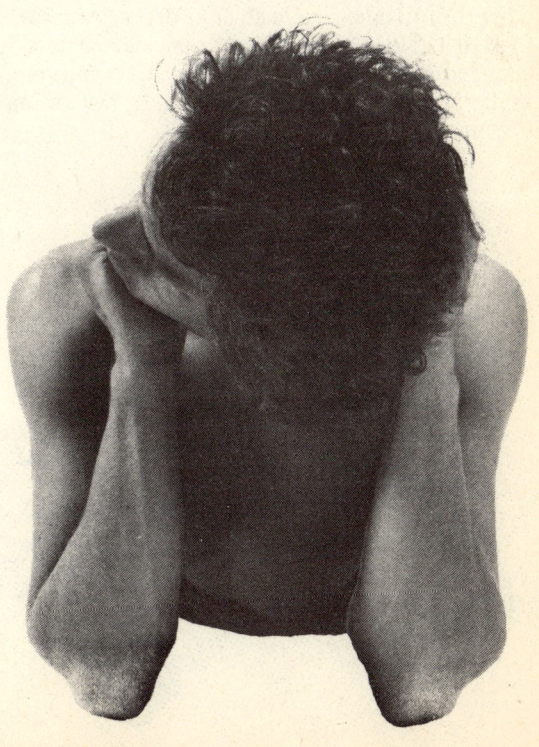

Anmerkungen: Indem Sie die Hände benutzen, können Sie den Kopf weiter in jede der drei Richtungen drehen, als es ohne Hände möglich wäre. Diese extra Bewegung, die nur einen Zentimeter betrifft, ist außerordentlich nützlich, um die steifen, verspannten Zonen zu erreichen.

Die Ellbogen sind immer auf dem Boden, die Arme bleiben parallel. Wenn die Ellbogen gespreizt sind, wird man nicht die erforderliche Höhe erreichen.

Alle Bewegungen müssen sehr langsam durchgeführt werden.

Wenn die Übung einmal gelernt ist, kann man während der Bewegungen und *Haltepunkte* die Augen schließen.

Fehler: Das Spreizen der Ellbogen weiter als angegeben. Bemerken Sie, wie der Übende hier die Finger auf der falschen Wange hat. Wenn man sich nach links dreht (Abb. 2), sind die Finger auf der linken Wange; dreht man sich nach rechts, sind sie auf der rechten Wange. Der Übende stützt ganz einfach den Kopf in die Hände, anstatt den Hinterkopf fest zu umgreifen, ebenso Wange und Kinn.

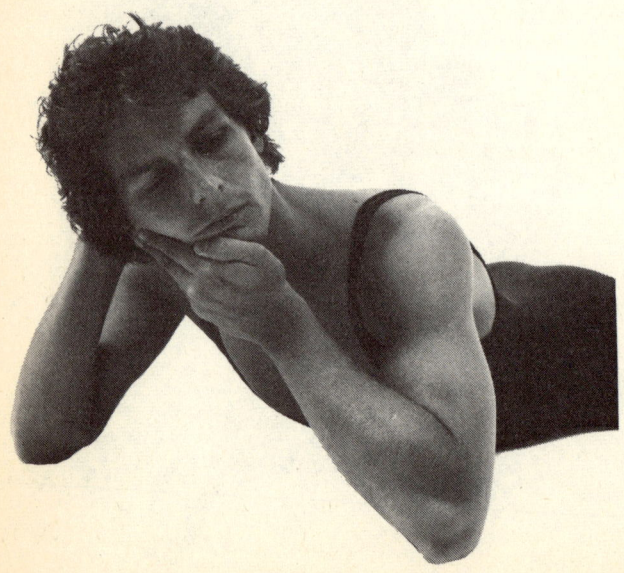

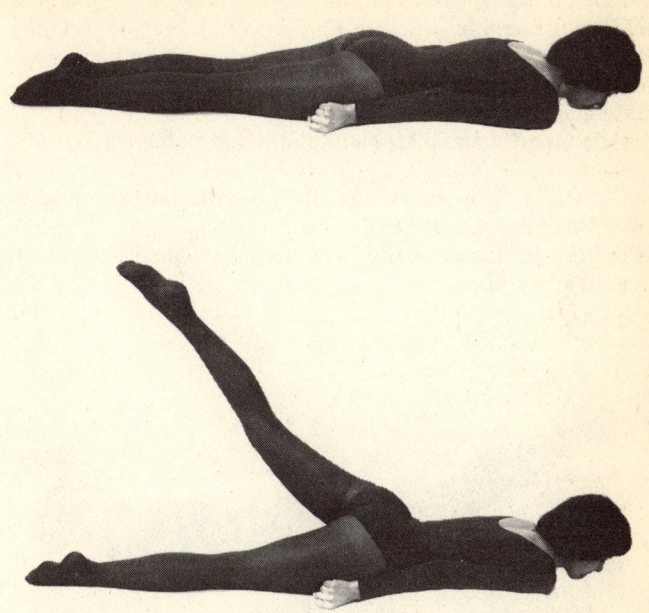

1 Legen Sie das Kinn auf die Matte, machen Sie Fäuste, den Daumen nach unten, und nehmen Sie die Arme an die Seiten.

2 Die Fäuste werden gegen den Boden gepreßt, das linke Bein wird langsam gehoben, so hoch wie möglich. Das Kinn bleibt am Boden.
Halten Sie die Stellung ohne Bewegung bis 10.
Senken Sie das Bein wieder langsam zu Boden.
Führen Sie die gleiche Bewegung mit dem rechten Bein aus und halten Sie die extreme Stellung bis 10.
Diese Übung wird dreimal mit jedem Bein ausgeführt, wobei jedesmal das Bein gewechselt wird.

3 Atmen Sie tief und langsam durch die Nase ein und halten sie den Atem an.

Pressen Sie die Fäuste hart gegen den Boden und heben Sie beide Beine so hoch wie möglich, jedoch ohne Anspannung. Die Beine sind geschlossen, die Knie gerade. Das Kinn muß am Boden bleiben.

Halten Sie diese Stellung möglichst bewegungslos bis 5.

Senken Sie langsam die Beine zu Boden und atmen Sie gleichzeitig aus.

Entspannen Sie einen Moment und wiederholen Sie.

4 Dies ist eine fortgeschrittene Stellung, die mit geduldigem Üben erreicht werden kann.

Während der Lernzeit wird die Übung zweimal mit beiden Beinen ausgeführt.

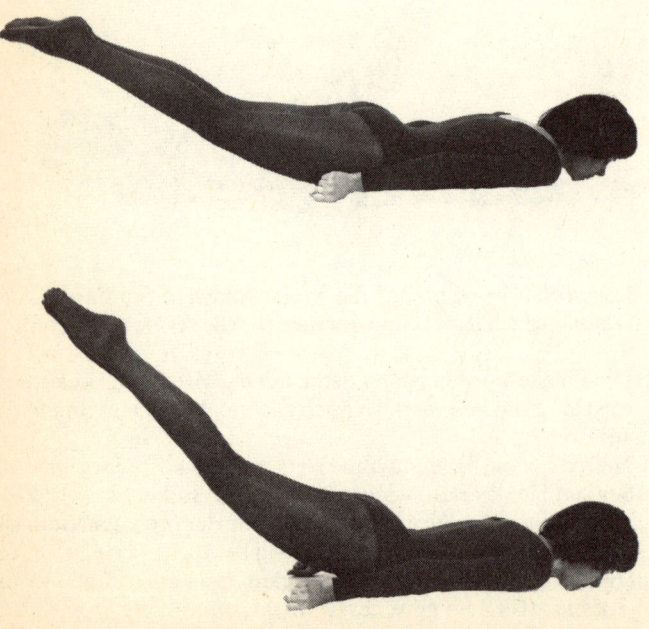

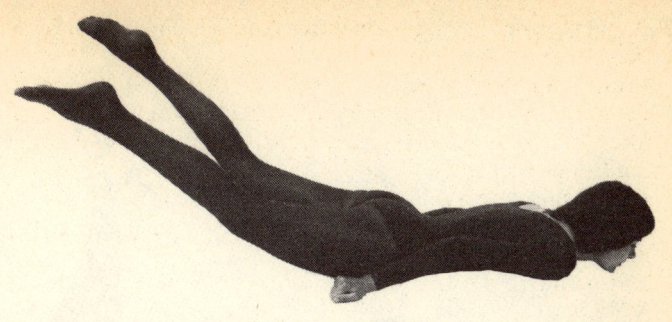

Anmerkungen: Man gewinnt am meisten mit der »Heuschrek-ke«, wenn man die Übungen so gut wie möglich ausführt, nicht jedoch, wenn man darauf aus ist, die Beine so hoch wie möglich zu heben. Wenn die Muskeln der Arme, des Bauches und der Beine gekräftigt sind, werden die Beine höher gehoben werden können.

Um eine bessere Stütze zu haben, ist es günstig, das Kinn nicht mit der Spitze auf den Boden zu legen, sondern eher gegen den Mund zu.

Das Einatmen und Halten des Atems (Abb. 3) dehnt den Brust-korb aus, so daß Sie während des Anhebens der Beine eine bessere Stütze haben. Wenn man die Beine während des Anhebens geschlossen hat, wird die Bauchmuskulatur sowie die Muskulatur des Gesäßes noch zusätzlich gestärkt.

Das Senken beider Beine muß kontrolliert erfolgen. Ein »Zusammenbrechen« und Fallen der Beine auf den Boden ist auf jeden Fall zu vermeiden. Die Beine müssen ganz langsam zu Boden gesenkt werden. Die Ausatmung sollte durch die Nase erfolgen, langsam und ruhig. Der Atem darf niemals ausgestoßen werden.

Fehler: Das Beugen der Knie, das Spreizen der Beine, das Entfernen der Arme von den Seiten. Bemerken Sie, wie die Übende das Kinn mit der *Spitze* auf den Boden gesetzt hat und die Fäuste ganz auf dem Boden hält, während es richtig wäre, die Fäuste mit der Seite auf dem Boden zu haben, so daß nur die Daumen und Zeigefinger den Boden berühren.

17 Bogen

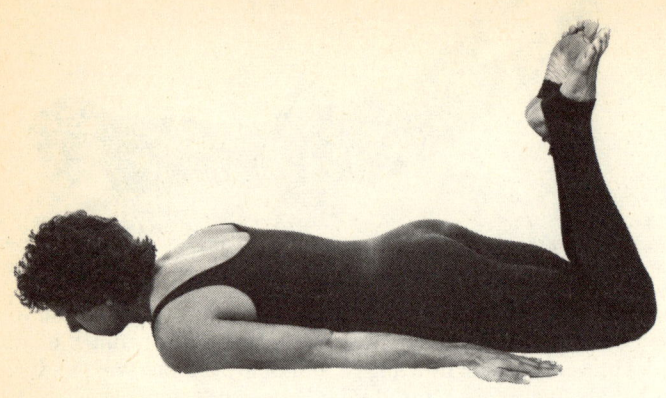

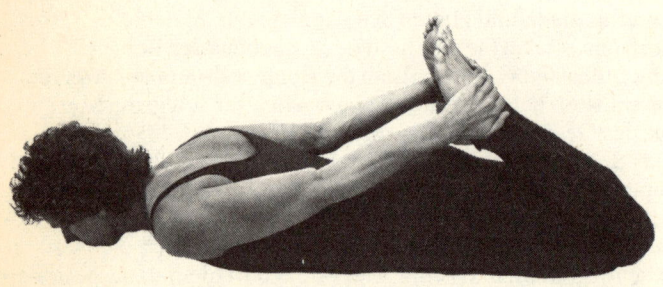

1 Legen Sie das Kinn auf die Matte und die Arme an die Seiten. Beugen Sie nun die Knie und bringen Sie die Füße nach
vorn.

2 Fassen Sie nach hinten und versuchen Sie die Füße festzuhalten.

3 Ziehen Sie sich nun – mit Druck gegen die Füße – langsam mit dem Rumpf nach oben. Der Kopf ist zurückgeneigt.

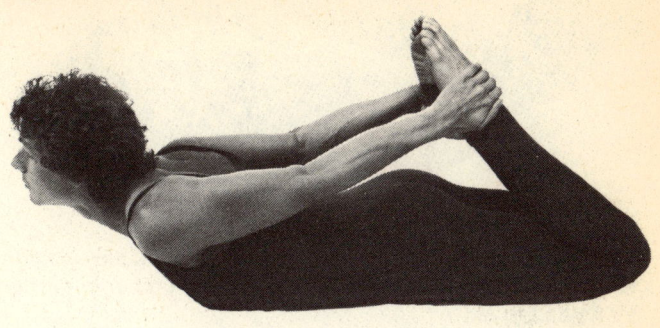

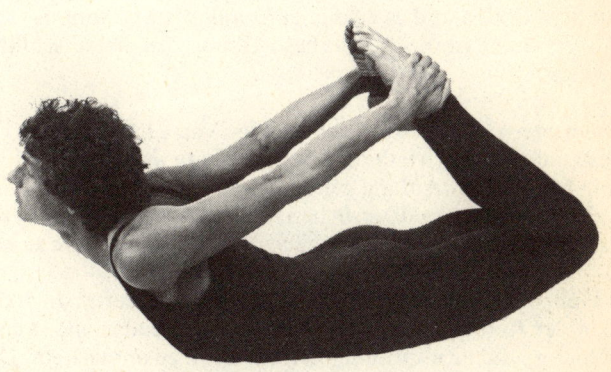

4 Ziehen Sie sich weiter hoch und bringen Sie die Knie und Oberschenkel vom Boden.
Der Rumpf und die Beine sind nun so hoch wie möglich gehoben, jedoch ohne Anspannung.
Die Knie sind fest geschlossen, der Kopf ist zurückgeneigt.
Halten Sie diese Stellung ohne Bewegung bis 10.

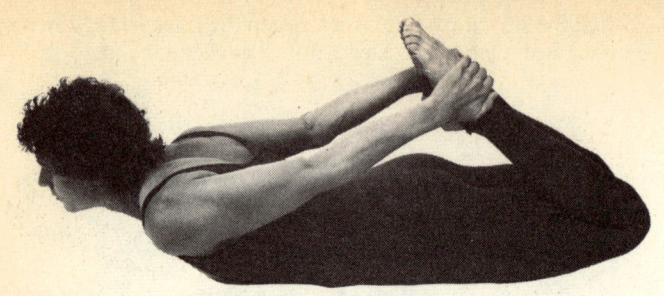

5 Um aus der Stellung herauszukommen, senken Sie *zuerst* die Knie auf den Boden, *dann* das Kinn, doch immer bei festgehaltenen Füßen.

Entspannen Sie eine Weile und wiederholen Sie dann die Übung. Nach der letzten Wiederholung werden die Knie und das Kinn wieder auf den Boden gesenkt, die Füße werden losgelassen und langsam zu Boden gesenkt. Die Wange bleibt auf dem Boden und es erfolgt eine völlige Entspannung.

Während der Lernzeit soll diese Übung dreimal ausgeführt werden.

Anmerkungen: Zuerst werden Sie einige Mühe haben, beide Füße festzuhalten. Bei wiederholter Bemühung werden Sie jedoch Erfolg haben. Am Anfang genügt es, wenn Sie einen Fuß halten, dann loslassen und versuchen, den anderen zu halten. Diese Praxis wird es Ihnen bald möglich machen, beide Füße zu halten.

Das Heben des Rumpfes (Abb. 3) ist nicht schwierig, doch das Heben der Knie und Oberschenkel (Abb. 4) bedarf meist einiger Übung, um die notwendige Muskelkraft zu entwickeln. Das Zusammenhalten der Knie während des Hebens stärkt besonders die Wirbelsäule. Das Zurückhalten des Kopfes während der Hebung erleichtert das Krümmen der Wirbelsäule.

Beim Senken (Abb. 5) ist darauf zu achten, daß *zuerst* das Kinn zu Boden gebracht wird und *dann* erst die Knie.

Gehen Sie sehr sorgsam vor und machen Sie niemals eine plötzliche oder fahrige Bewegung. Langsamkeit und Beherrschung ist besonders bei dieser Übung sehr wichtig.

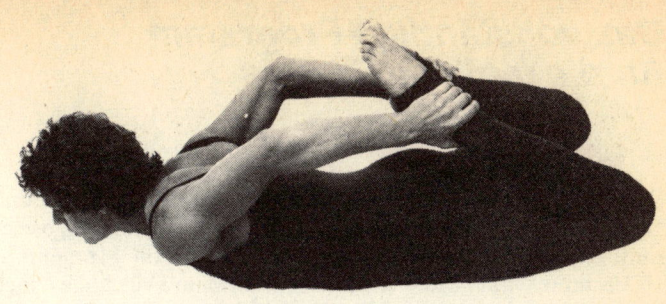

Fehler: Das Öffnen der Knie, das Halten der Fußgelenke statt der Füße, das mangelnde Neigen des Kopfes nach rückwärts. Bemerken Sie, wie der Übende hier nicht genügend fest an den Füßen zieht und daher nicht den Rumpf heben kann.

Das vollständige Programm für die tägliche Fitness

Dieser *vollständige* Plan enthält zwei Übungsfolgen (VM und NM), die aus den sieben Grundtechniken zusammengesetzt sind. Die *VM (Vormittags)-Übungsfolge* ist für die Morgenpraxis bestimmt, am besten für die Zeit vor dem Frühstück, doch kann sie zu jeder Zeit am Vormittag durchgeführt werden. Am frühen Morgen ist der Körper ziemlich »steif« vom Schlafen, und man sollte sich nicht darum kümmern, wie gut man zu dieser Zeit extreme Stellungen ausführen kann. Die *asanas* werden die Steifheit und Spannung, die sich nachts angesammelt haben, beseitigen, sie werden Energien freisetzen und Sie körperlich und geistig auf die Tagesbeschäftigungen vorbereiten. Wenn eine frühe Morgenpraxis sich als ungeeignet erweist, dann kann man ohne weiteres auch die Zeit gegen 10 Uhr wählen. Je früher am Tage Sie die *VM-Übungsfolge* ausführen können, desto besser.

Die *NM-(Nachmittags-)Übungsfolge* ist für den Nachmittag oder den Abend gedacht. Sie ist besonders wertvoll für die Zeit nach der Tagesarbeit, jedoch vor dem Abendessen. Wie erschöpft Sie sich auch zu dieser Zeit fühlen mögen – wenn Sie die *NM-Übungsfolge* vor dem Ausruhen oder Essen durchführen, werden Sie sich innerhalb einer Stunde wunderbar erfrischt und gekräftigt fühlen. Für diejenigen, die zu Hause arbeiten, ist die Zeit des mittleren oder späten Nachmittags am nützlichsten. Wegen ihrer revitalisierenden Wirkung ist es nicht ratsam, die NM-Übungsfolge unmittelbar vor dem Schlafengehen auszuführen. Es gibt jedoch eine *spezielle Übungsfolge,* die zu einem ungestörten Schlaf verhilft.

Sobald die *asanas* erlernt sind, kann jede der beiden Übungsfolgen leicht in dreißig Minuten durchgeführt werden. Es ist empfehlenswert, daß man etwa zu den gleichen Vormittags- oder Nachmittagsstunden seine täglichen Übungen macht. Die Übungsfolgen werden stehend, sitzend und liegend ausgeführt. Die folgenden Seiten zeigen zwei Stellungen jedes *asanas*, so daß – einmal gelernt – ein Blick auf die Abbildungen genügt, um

Sie an die Bewegungen zu erinnern. Vielleicht wollen Sie jedoch auch eine oder mehrere Übungen der *speziellen Übungsfolgen* oder des *Fitness-Programms* mit dazunehmen? Hinweise auf diese Möglichkeiten finden Sie bei den einschlägigen Abschnitten. Merken Sie sich bitte genau die Anzahl der Wiederholungen, die für jedes *asana* angegeben ist, weil sie nicht unbedingt mit denen für die Lernzeit der Grundtechniken übereinstimmen.

Jede Übungsfolge endet mit einer »ununterbrochenen« Ausführung der *asanas*. Das heißt, Sie führen alle *asanas* der Reihe nach aus, doch jede nur einmal, ohne die extreme Stellung zu halten und ohne Pause zwischen den einzelnen *asanas*.

Denken Sie immer daran, daß die *tägliche Praxis* einen sich steigernden Wert hat. Wenn Ihre Übungsstunde kommt, dann erlauben Sie sich nicht, sich durch »wichtigere Angelegenheiten« abhalten zu lassen, die angeblich unbedingt jetzt sofort erledigt werden müssen. Wenn sie diese Ablenkungen ignorieren können und zwei Monate lang die täglichen Übungen einhalten, dann werden Sie so gute Erfolge haben, daß Ihr Körper es Ihnen nur selten erlauben wird, einen Tag der Praxis zu überspringen.

Vollständiges Fitness-Programm – VM-Übungsfolge

Vollständige Atmung, stehend (1a)

Fünfmal ausführen. Den Atem jedesmal bis 5 anhalten.

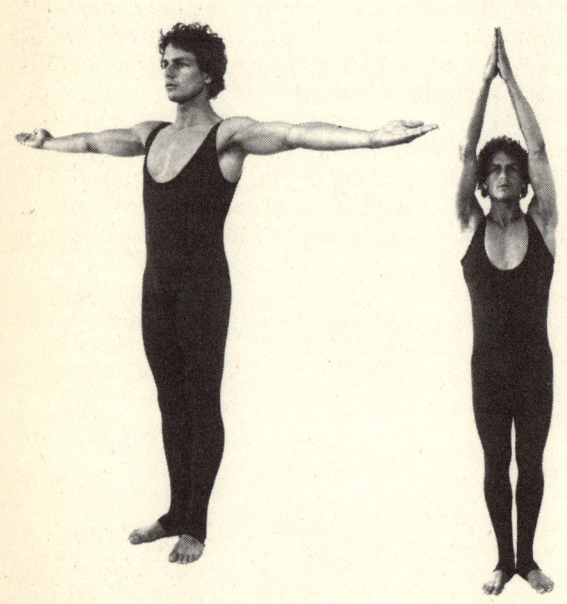

Brustdehnung (2)

Zweimal ausführen. Die Rückwärtsbeugen bis 5 und die Vorwärtsbeugen bis 10 halten.

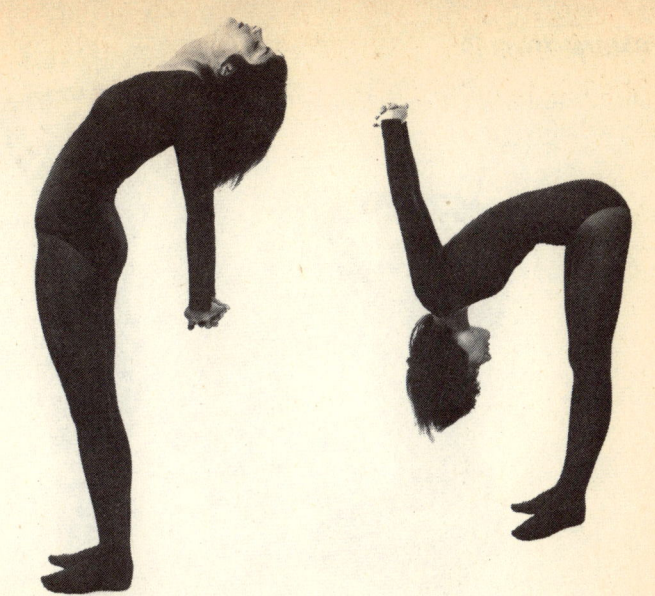

Triangel (4)

Dreimal nach jeder Seite ausführen, von links nach rechts wechseln. Jede Streckung bis 10 halten.

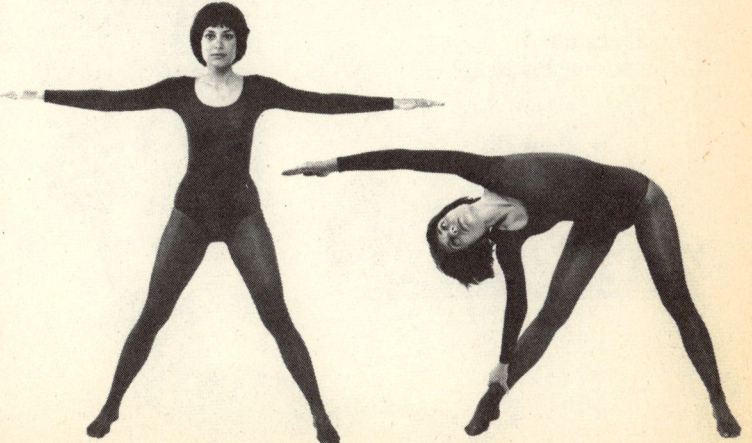

Tänzerstellung (6)

Fünfmal ausführen. Die Zehenstellung
bis 5 halten.

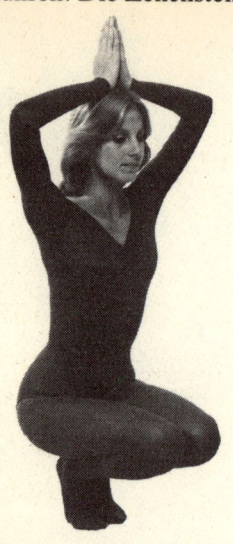
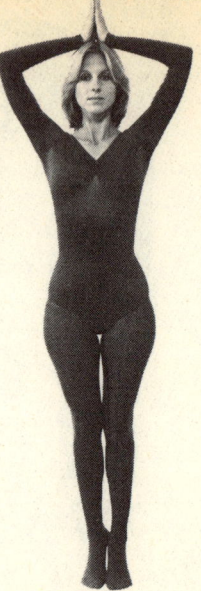

Rückenstreckung (7)

Zweimal ausführen.
Jede Streckung bis 20 halten.

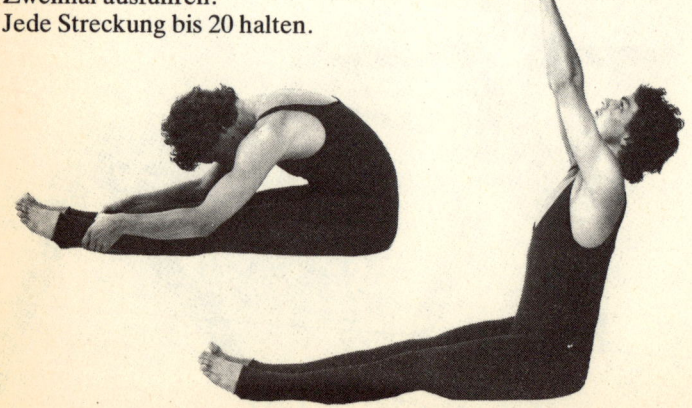

78

Knie- und Oberschenkelstreckung (9)

Dreimal ausführen. Jede Streckung bis 10 halten.

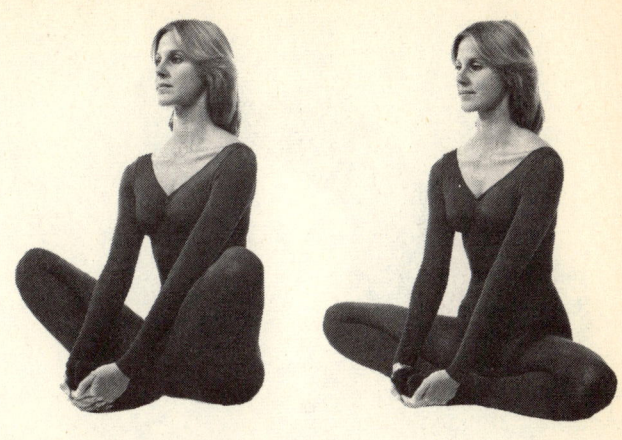

Drehsitz (10)

Dreimal zur linken Seite, dann dreimal zur rechten Seite ausführen. Jede Drehung bis 10 halten.

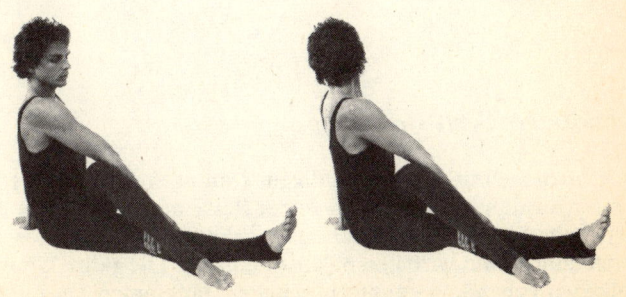

Rückwärtsbeuge (11)

Jede der zwei Stellungen einmal ausführen. Jede Streckung bis 20 halten.

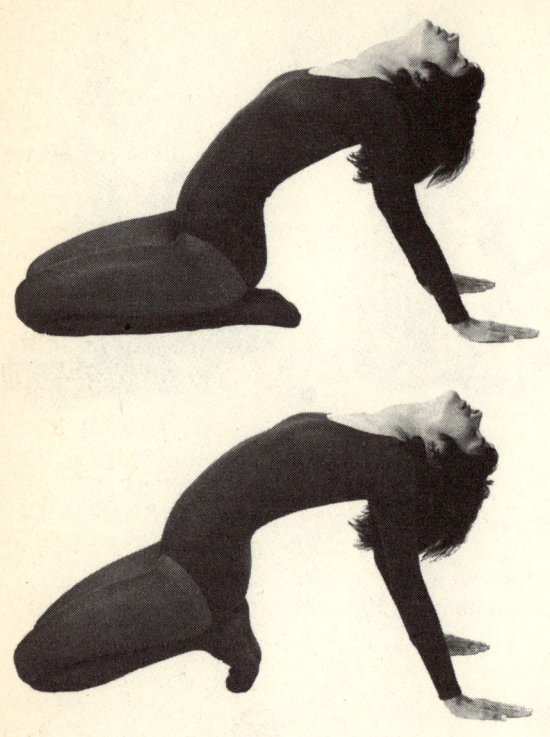

Ununterbrochene Bewegung

Beginnen Sie mit der vollständigen Atmung im Stehen (1a) und führen Sie dann jedes der *asanas* der Reihe nach einmal aus. Die extremen Stellungen werden nicht gehalten und zwischen den einzelnen *asanas* wird keine Pause gemacht. Die ganze Übungsfolge wird zu einem ununterbrochenen, langsamen Tanz.

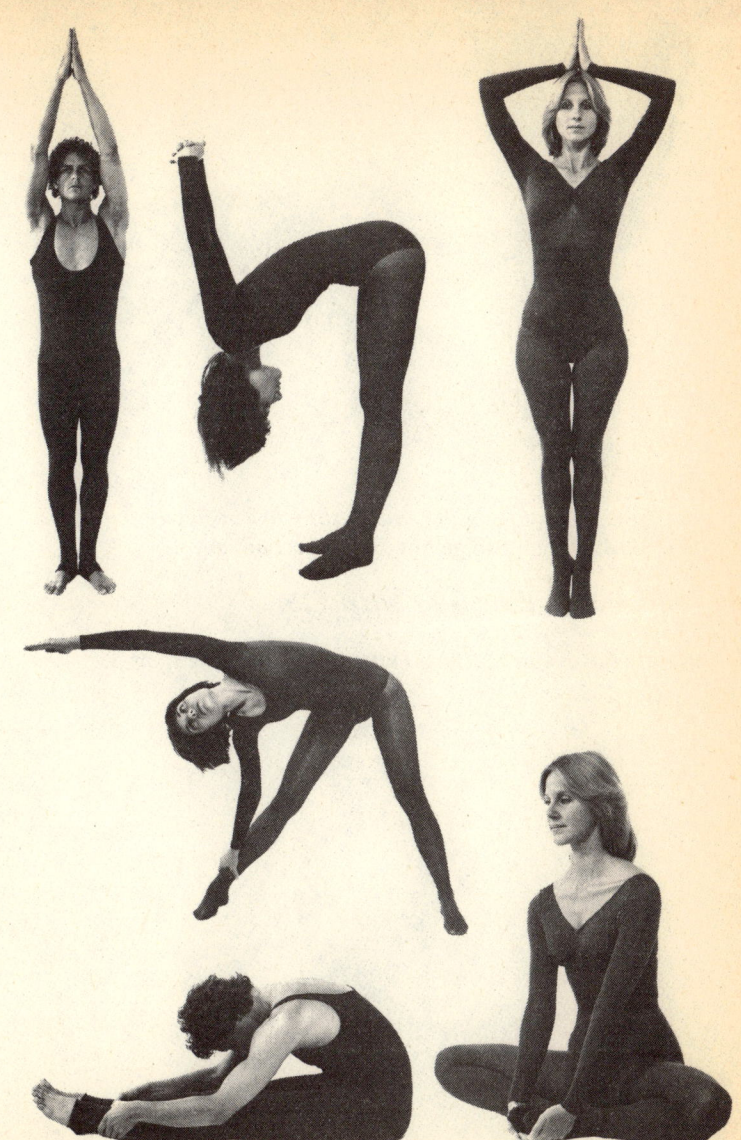

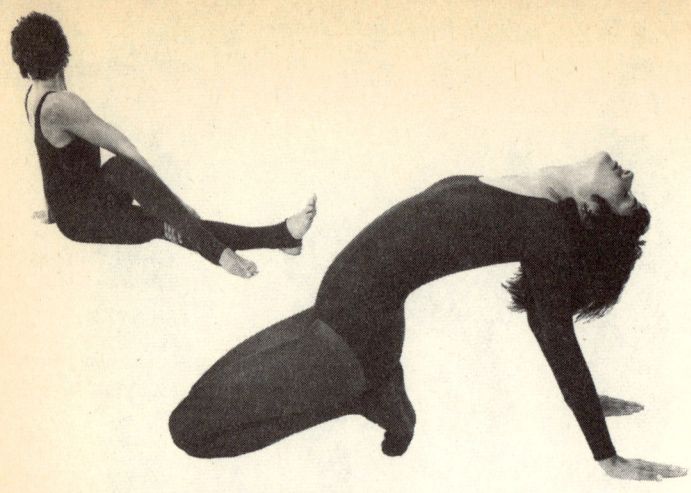

Nach der Beendigung der *ununterbrochenen Bewegung* schließen Sie die Übungsfolge mit dieser Technik ab:

Vollständige Atmung im Sitzen (1b)

Führen Sie es fünfmal aus. Halten Sie jeden Atem bis 5.

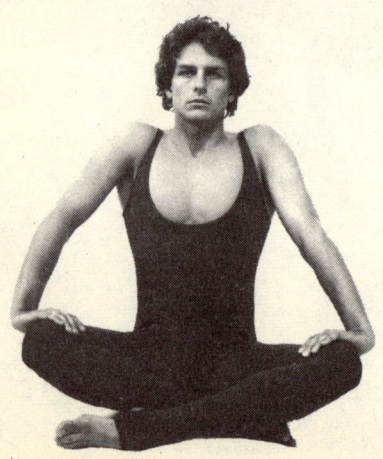

Vollständiges Fitness-Programm – NM-Übungsfolge

Rishi's Stellung (3)

Führen Sie die Übung zweimal auf jeder Seite aus, von links nach rechts wechselnd. Halten Sie jede Streckung bis 10.

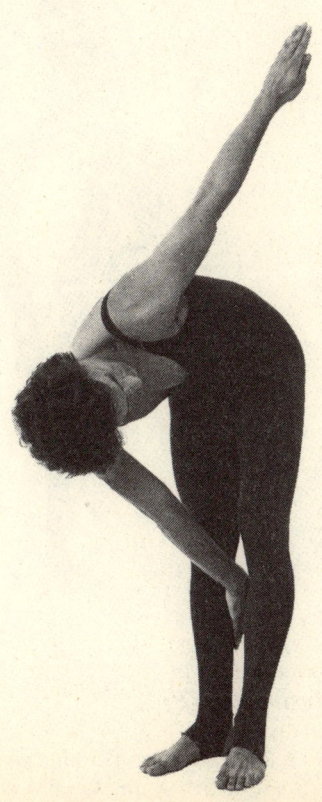

Gleichgewichtsstellung (5)

Dreimal auf jeder Seite ausführen, mit Abwechseln der Seiten.
Halten Sie jede Streckung bis 5.

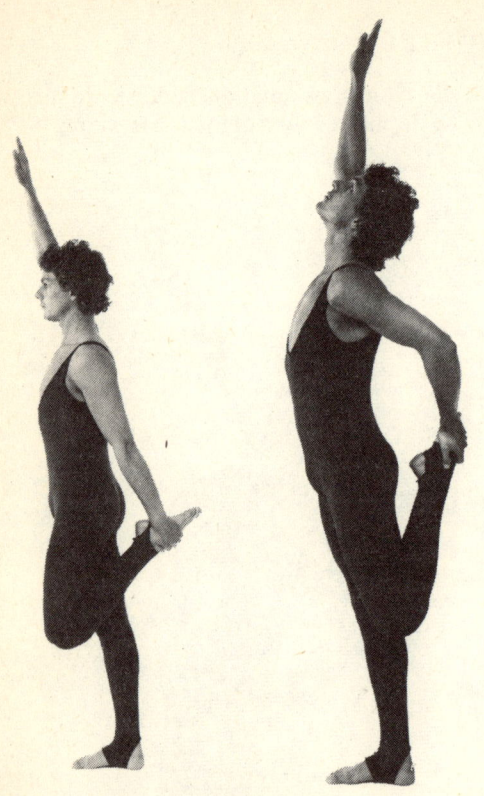

Abwechselndes Beinstrecken (8)

Zweimal mit dem linken Bein ausführen, dann zweimal mit dem
rechten Bein. Halten Sie jede Streckung bis 20.

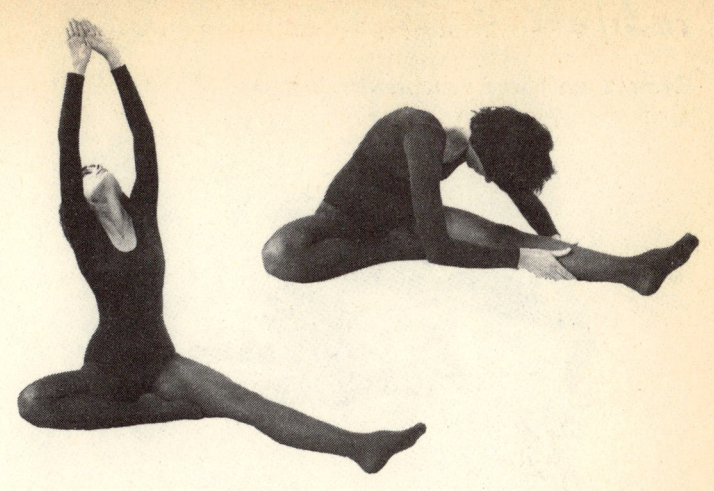

Schulterstand (12)

Einmal ausführen. Halten sie 3 bis 5 Minuten.

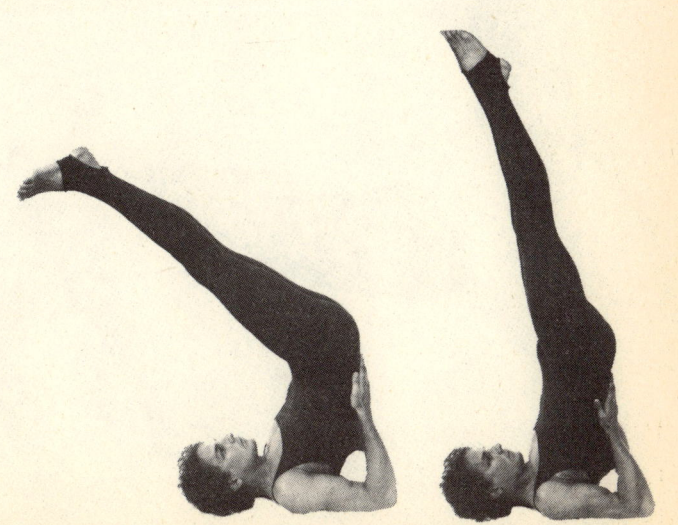

Pflug (13)

Zweimal ausführen. Jedesmal bis 20 halten.

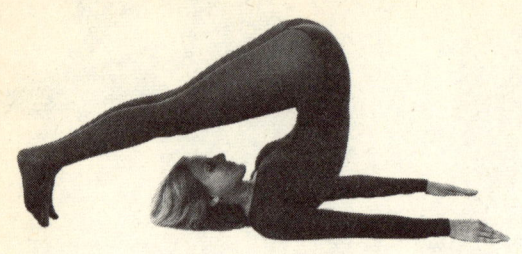

Kobra (14)

Dreimal ausführen. Jede Hebung bis 20 halten.

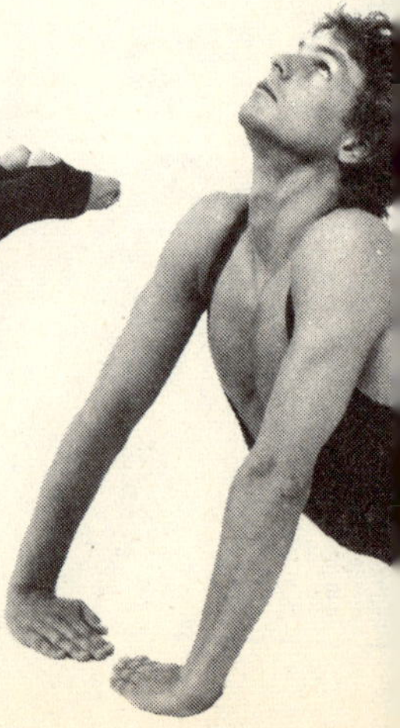

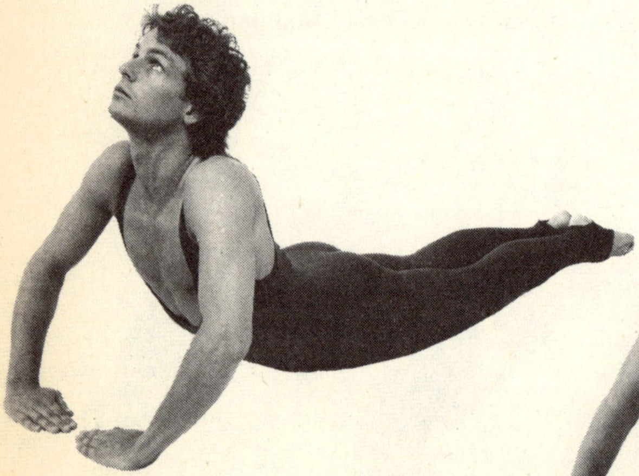

Kopfdrehung (15)

Die drei Bewegungen zweimal ausführen. Halten Sie jede Stellung bis 10.

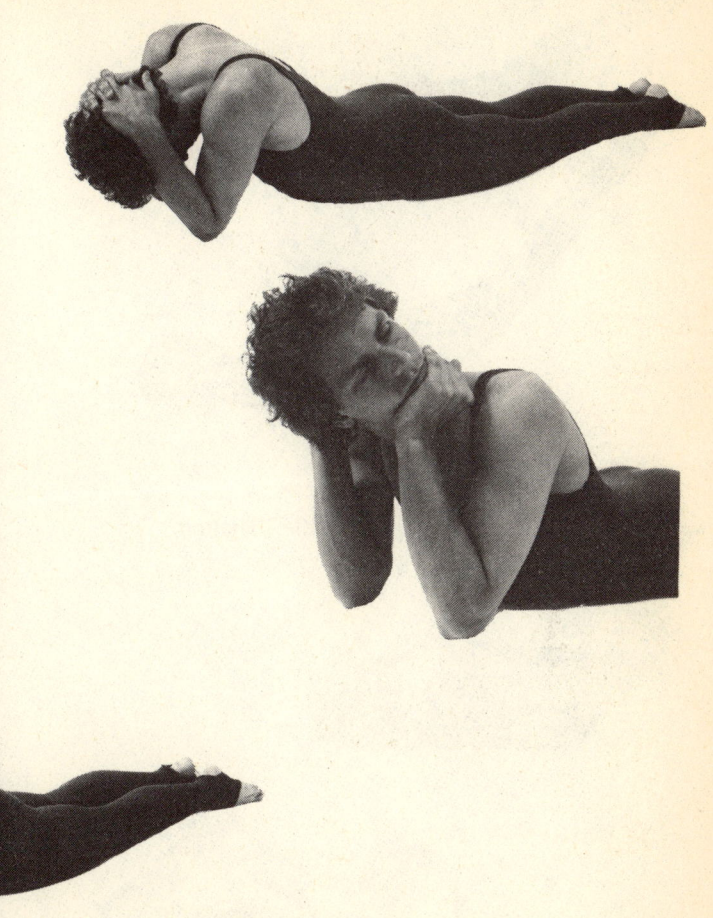

Heuschrecke (16)

Zweimal ausführen. Jede Hebung bis 5–10 halten.

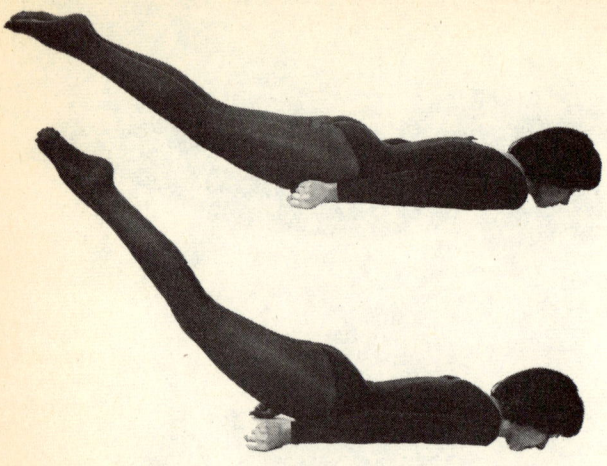

Bogen (17)

Zweimal ausführen. Jede Hebung bis 10–20 halten.

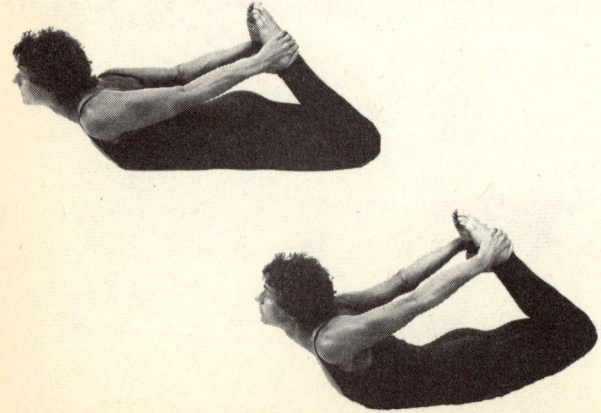

Ununterbrochene Bewegung

Beginnen Sie mit Rishi's Stellung und führen Sie jedes der *asanas* der Reihe nach einmal aus. Die extremen Stellungen werden nicht gehalten, und zwischen den *asanas* wird keine Pause gemacht.

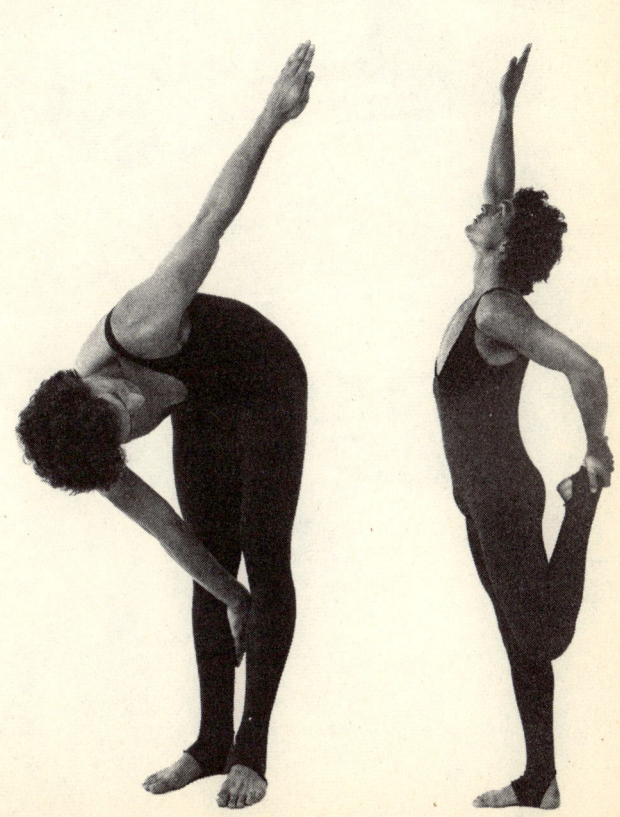

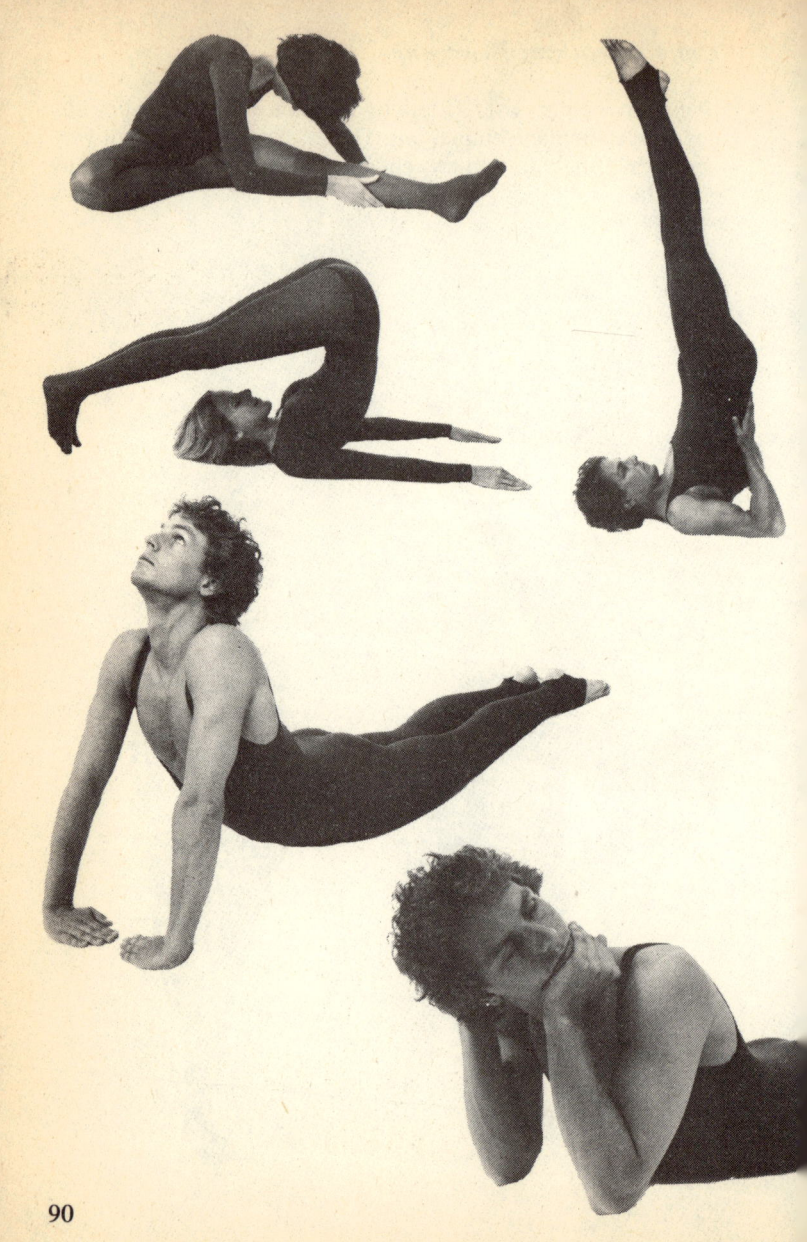

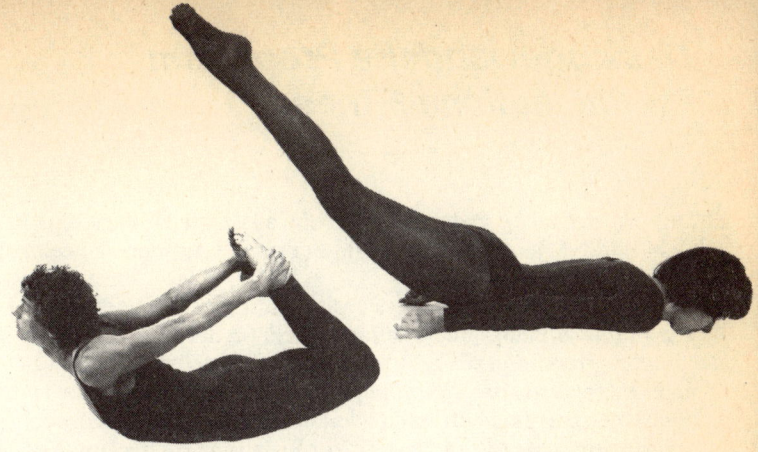

Nach der *ununterbrochenen Bewegung* wird die Übungsfolge
mit dieser Technik beendet:

Vollständige Atmung im Sitzen (1b)

Fünfmal ausführen. Jeden Atem bis 5 halten. (Dies ist die abschließende Technik jeder Übungsfolge. Sie bewirkt einen hei-
teren, wachen Bewußtseinszustand.)

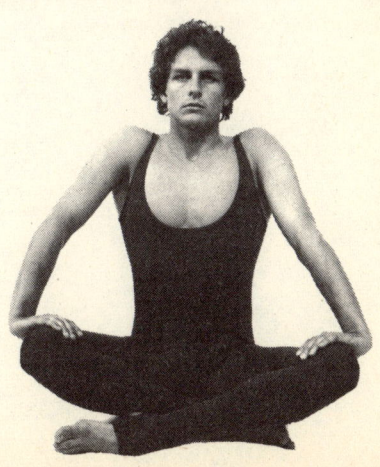

Das abgewandelte Programm für die tägliche Fitness

Das *abgewandelte* Programm besteht aus zwei Übungsfolgen (VM und NM), die eine Auswahl der *asanas* aus den siebzehn Grundtechniken enthalten.

Dieses Programm enthält etwa die Hälfte der Techniken des *vollständigen* Planes und kann in der Hälfte der Zeit (fünfzehn Minuten pro Übungsfolge) ausgeführt werden. Daher ist es weniger intensiv als das *vollständige* Programm, gewährleistet jedoch trotzdem eine befriedigende Durcharbeitung des Körpers und ist eine ausgezeichnete Basis zur Erhaltung von Gesundheit und Fitness für alle diejenigen, die besonders wenig Zeit haben.

Wer dieses *abgewandelte* Programm für die tägliche Praxis wählt, sollte jedoch ein oder zweimal in der Woche das *vollständige* Programm durchführen, am besten am Wochenende oder an Tagen, wenn zusätzlich Zeit vorhanden ist. Diese zusätzliche Praxis wird das *abgewandelte Programm* abrunden.

Mit Ausnahme der notwenigen Übungszeit und der Anzahl der *asanas,* welche die Übungsfolgen enthalten, betrifft jede Information der Seite 74 f. diesen abgewandelten Plan. Informieren Sie sich also dort, bevor Sie weitermachen.

Abgewandeltes Fitness-Programm – VM-Übungsfolge

Vollständige Atmung im Stehen (1a)

Fünfmal ausführen. Jedesmal Atem bis 5 anhalten.

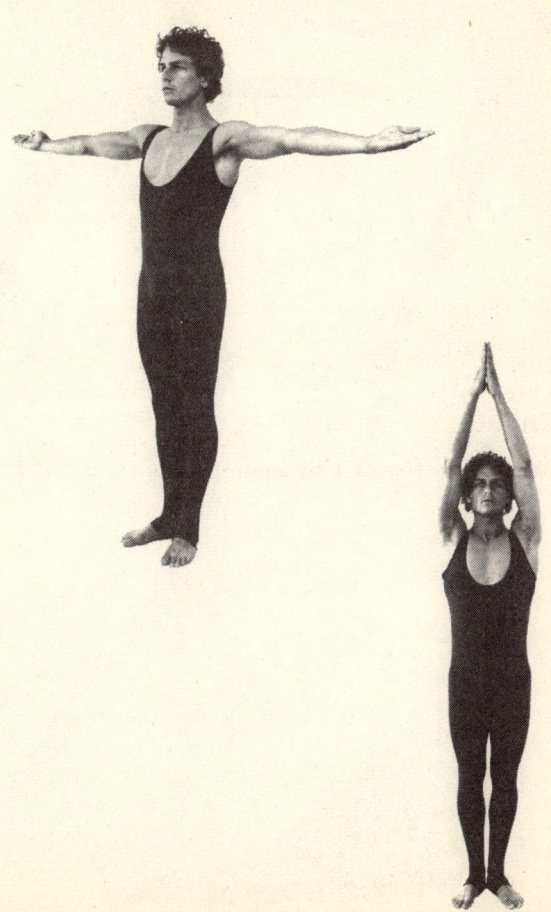

Triangel (4)

Dreimal auf jeder Seite ausführen, von links nach rechts wechselnd. Halten Sie jede Streckung bis 10.

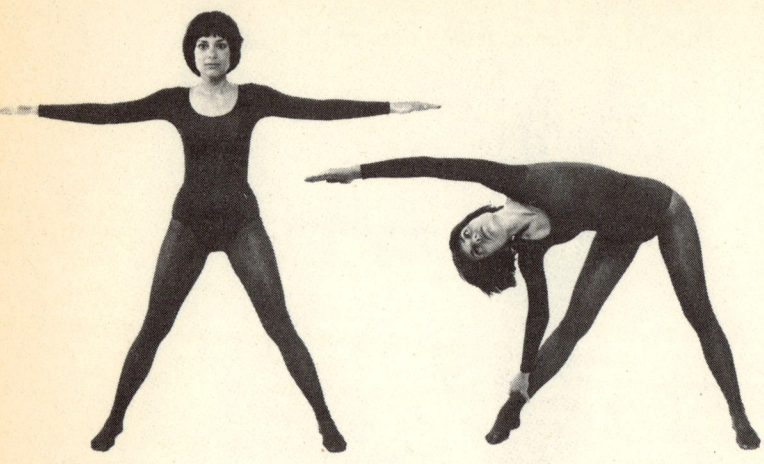

Drehsitz (10)

Dreimal nach links ausführen und dann dreimal rechts. Jede Drehung bis 10 halten.

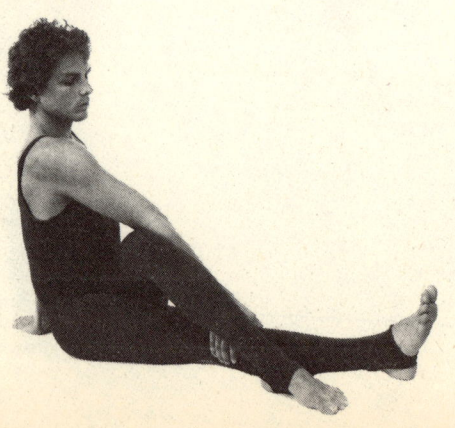

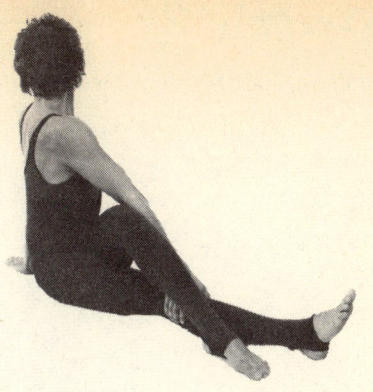

Knie- und Oberschenkelstreckung (9)

Dreimal ausführen. Jede Streckung bis 10 halten.

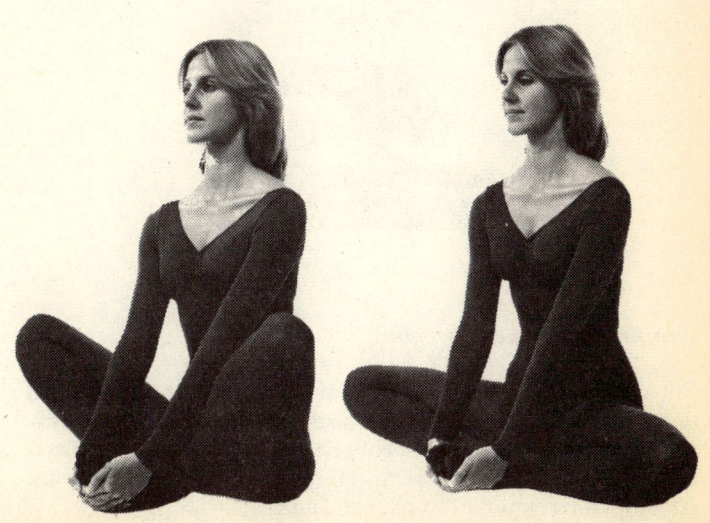

Rückenstreckung (7)

Zweimal ausführen. Jede Streckung bis 20 halten.

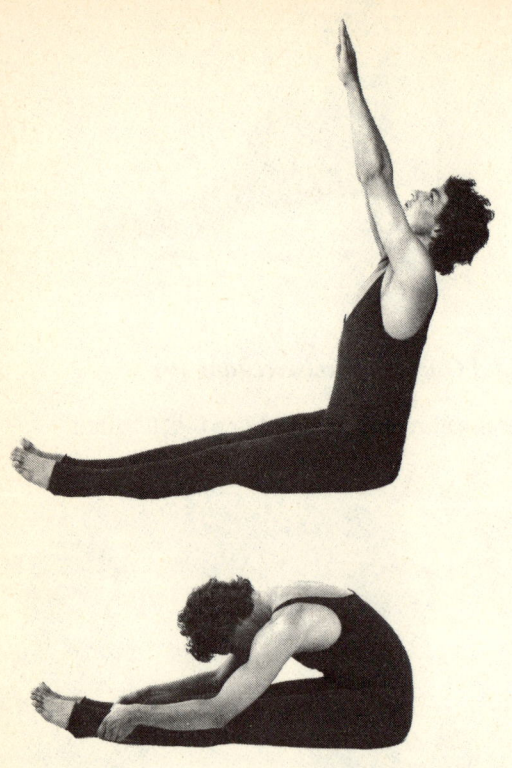

Ununterbrochene Bewegung

Mit der Vollständigen Atmung im Stehen (1a) beginnen und
dann *jedes* der asanas der Reihe nach einmal ausführen. Die extremen Stellungen werden nicht gehalten und zwischen den *asanas* wird keine Pause gemacht. Die gesamte Übungsfolge wird
ein langsamer, ununterbrochener Tanz.

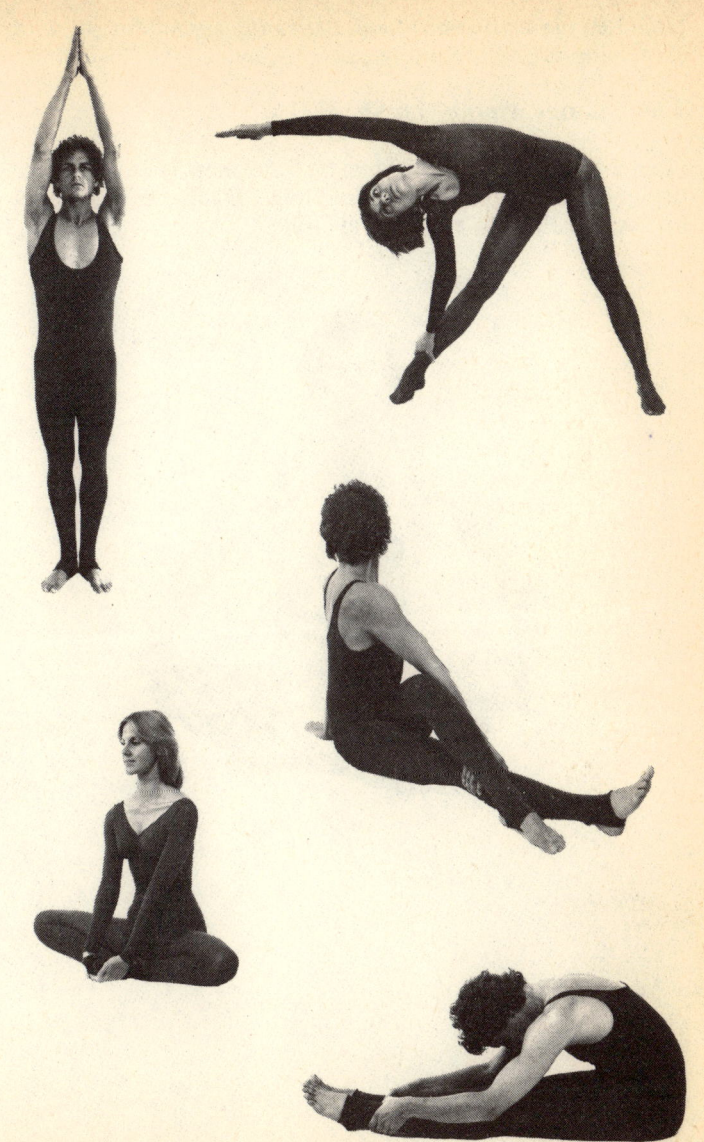

Nachdem die *ununterbrochene Bewegung* ausgeführt ist, wird die Übungsfolge mit der folgenden Technik abgeschlossen:

Vollständige Atmung im Sitzen (1b)

Fünfmal ausführen. Jeden Atem bis 5 anhalten. (Dies ist die abschließende Technik jeder Übungsfolge. Damit wird ein heiterer, wacher Bewußtseinszustand erreicht.)

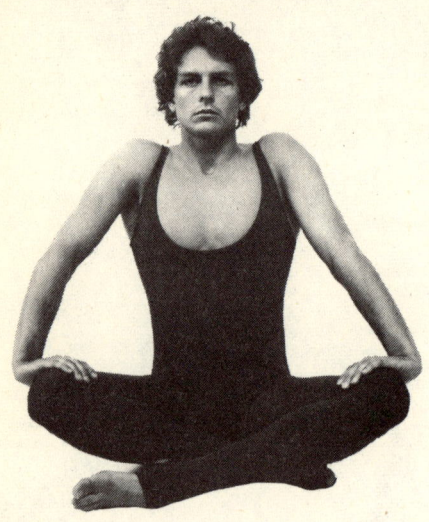

Abgewandeltes Fitness-Programm – NM-Übungsfolge

Rishi's Stellung (3)

Zweimal nach jeder Seite ausführen, von links nach rechts wechselnd. Jede Streckung bis 10 halten.

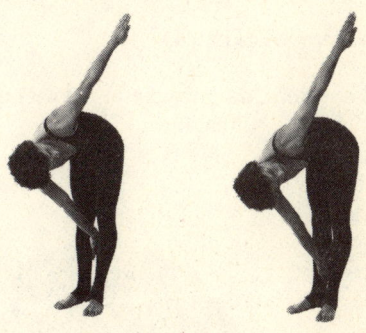

Kobra (14)

Dreimal ausführen. Jede Hebung bis 20 halten.

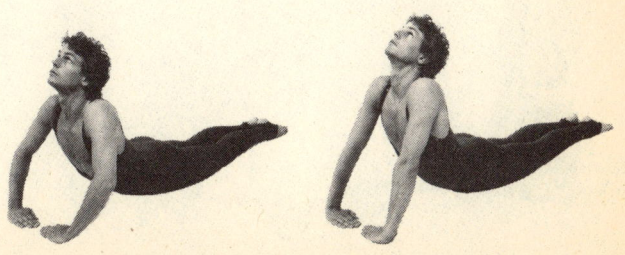

Bogen (17)

Zweimal ausführen. Jede Hebung bis 10—20 halten.

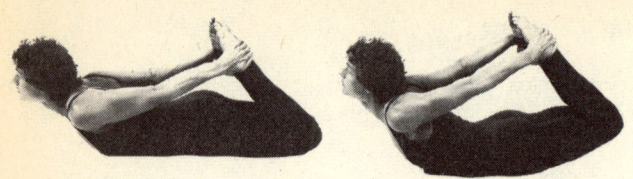

Abwechselndes Beinstrecken (8)

Zweimal mit linkem Bein, dann zweimal mit rechtem Bein ausführen. Jede Streckung bis 20 halten.

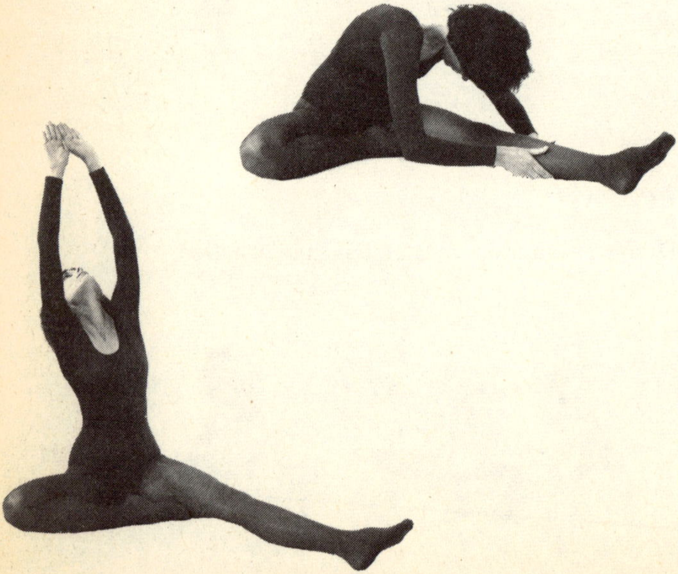

Schulterstand (12)

Einmal ausführen. 3 Minuten halten.

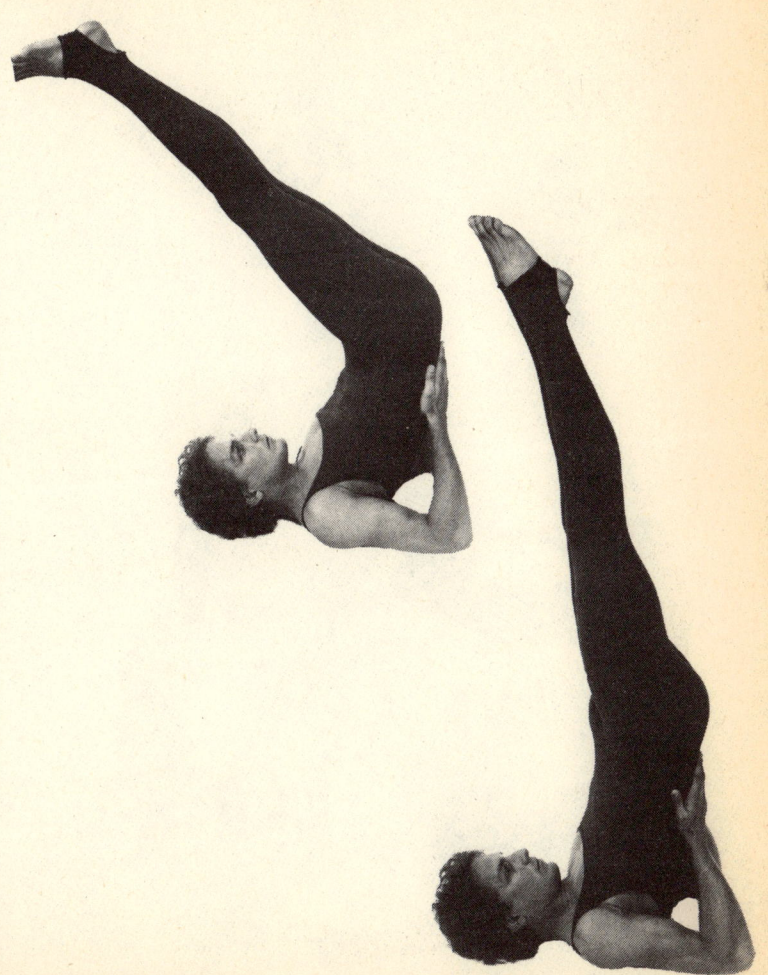

Ununterbrochene Bewegung

Mit Rishi's Stellung beginnen und dann jedes *asana* der Reihe nach einmal ausführen. Kein Halten nach der extremen Stellung und keine Pause zwischen den *asanas*.

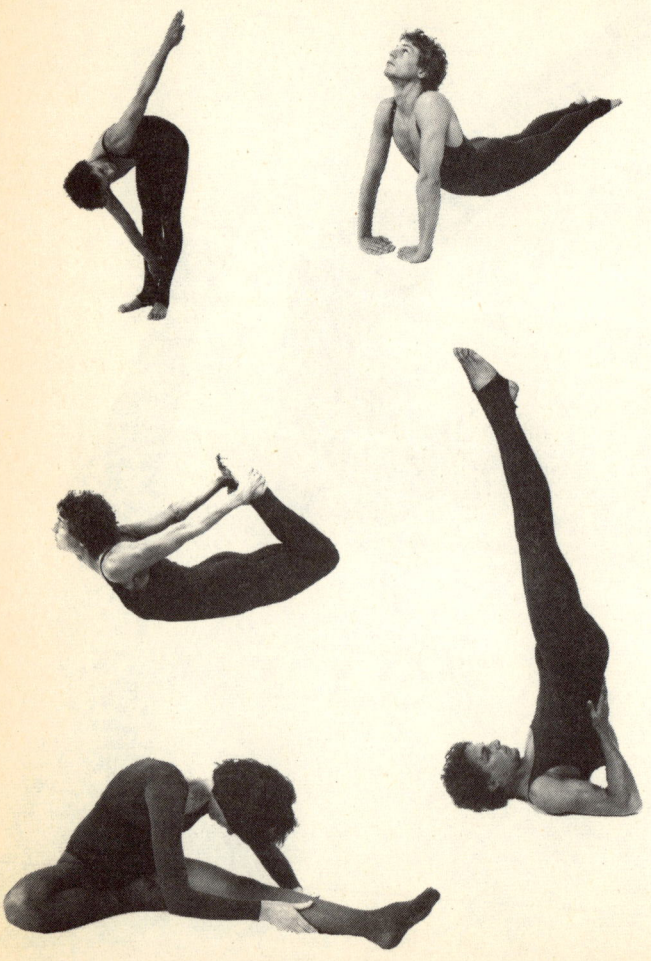

Nach Beendigung der *ununterbrochenen Bewegung* schließen Sie die Übungsfolge mit dieser Technik ab:

Vollständige Atmung im Sitzen (1b)

Fünfmal ausführen. Jedesmal Atem bis 5 anhalten.

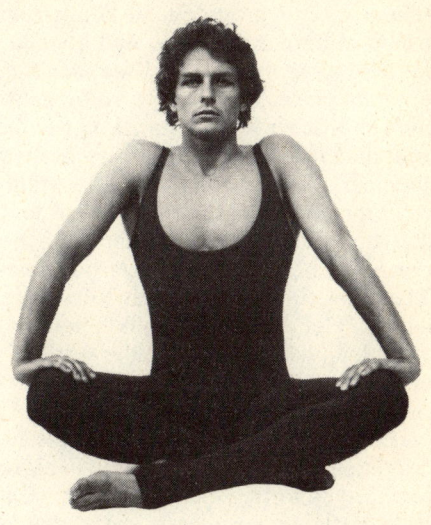

Fortgeschrittene Techniken

Dieser Abschnitt befaßt sich mit fortgeschrittenen Stellungen bereits behandelter *asanas* und mit verschiedenen klassischen Techniken, die noch nicht behandelt wurden. Diese fortgeschrittenen Techniken erfordern die Art von Kraft, Beherrschung und Gleichgewicht, die durch eine regelmäßige Praxis des *Fitness-Programms* erzielt werden. Sie können eine Herausforderung für eine weitere Arbeit sein und können vorsichtig angewendet werden, *wenn man sich bei den asanas des Fitness-Programms, das man sich ausgesucht hat, völlig sicher fühlt.*

Je nach Alter und physischer Konstitution könnten diese fortgeschrittenen Techniken Ihre Fähigkeiten überschreiten. Es ist jedoch nicht unbedingt notwendig, daß Sie sie ausführen, um zu dem Nutzen zu kommen, der zuvor erwähnt wurde. Doch denjenigen Schüler, die die Möglichkeit haben, noch mehr von ihrem Körper zu fordern, wird die Beherrschung dieser fortgeschrittenen Techniken einen vermehrten Nutzen bringen und darüber hinaus das Gefühl der Vervollkommnung. Es kann auch bemerkt werden, daß manche Schüler voreilig vermuten, diese fortgeschrittenen Stellungen niemals ausführen zu können. Diese Schüler begreifen nicht, wie Hatha Yoga wirkt, und viele von ihnen sind dann sehr angenehm überrascht, wenn sie nach einigen Monaten ernsthafter Arbeit die Fähigkeit entwickelt haben, diese fortgeschrittenen Stellungen erreichen zu können. Man sollte niemals von vornherein sagen, daß man ein bestimmtes Ziel nicht erreichen kann, denn nachdem man sich einige Monate mit dem *Fitness-Programm* befaßt hat, kann die Sache schon ganz anders aussehen.

Die Art und Weise, wie die fortgeschrittenen Techniken in das *Fitness-Programm* und die *speziellen Übungsfolgen* eingebaut werden können, wird bei den jeweiligen Abschnitten dargestellt. Denken Sie jedoch daran, daß keine Eile besteht, diese Stellungen zu versuchen. Wenn Sie sich bei den grundlegenden Techniken noch nicht ganz wohl fühlen, werden Sie aus den fortgeschrittenen Techniken auch keinen Nutzen ziehen, und Sie könnten sogar Ihren Fortschritt verzögern. Es ist durchaus in Ordnung, wenn Sie sechs Monate oder noch länger damit verbringen, die grundlegenden *asanas* zu vervollkommnen.

18 Bauchkontraktionen

1 Setzen Sie sich auf die Matte, kreuzen Sie die Beine und legen Sie die Hände auf die Knie.

2 Konzentrieren Sie sich auf Ihre Bauchmuskulatur. Kontrahieren Sie diese Muskeln so weit wie möglich und versuchen Sie, in der Bauchgegend eine ziemlich tiefe »Höhlung« herzustellen. Halten Sie die Kontraktion, die Sie erreicht haben, bis 3.

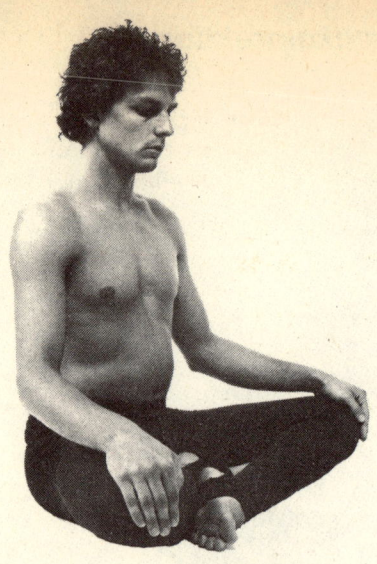

3 Setzen Sie die gleichen Muskeln ein, um den Bauch kräftig
und schnell herauszustoßen. (Dies ist nicht ein einfaches Entspannen des Bauches. Es ist ein kraftvolles, plötzliches »Her-
ausschnellen« des Bauches.)
Wiederholen Sie diese Bewegungen des Einziehens und Her-
ausstoßens mit einem Haltepunkt von 3 Sekunden, insgesamt
zehnmal, wobei eine Gesamtzahl von 30 erreicht wird.
Die hier dargestellten Bewegungen werden geübt, um die
wirkliche »Hebung« zu erreichen, die nun folgt. Es ist notwendig, diese Bauchmuskeln zu stärken und eine Kontrolle
der Bewegungen des Einziehens und Herauspressens zu erreichen, um die Hebung möglich zu machen. Sobald Sie diese
Kontrolle erzielt haben, können Sie den nächsten Schritt tun.

Anmerkungen: Es ist notwendig, die Bewegungen der Abb. 2
und 3 wirklich zu beherrschen, bevor man zur vollständigen Hebung übergeht. Möglicherweise brauchen Sie einige Übungs-
stunden, um diese Fertigkeit zu erreichen. Tatsächlich wird das
Üben der vorbereitenden Bewegungen ebenso nützlich sein wie

106

die endgültige Hebung, vor allem, wenn Ihre Bauchmuskeln schwach sind, oder wenn Ihr Körper in diesem Bereich schlaff geworden ist.

Manche Schüler erlernen die Hebungstechnik sehr schnell, doch andere brauchen mehrere Wochen oder sogar noch länger. Es besteht keine Eile. Mit regelmäßigem Üben wird der Moment kommen, wo Sie den »Trick« wirklich heraushaben, ebenso wie Sie irgendwann das Gleichgewicht auf dem Fahrrad gefunden haben. Lassen Sie sich also nicht entmutigen, wenn Sie nicht sofort einen Erfolg haben, und denken Sie daran, daß Sie von jeder Übungsstunde einen Nutzen haben, ganz gleich, wie tief Ihre Kontraktion oder die Hebung ist.

Sobald Sie die Hebung vervollkommnet oder das Gefühl haben, bei den Kontraktionen einen guten Fortschritt gemacht zu haben, sollten die Übungen, die nun folgen, im Stehen ausgeführt werden. Dadurch werden die Organe und Drüsen in die richtige Lage gebracht, um eine wirkliche Anregung zu erzielen.

4 Sehen Sie sich die Abbildung gut an. Sie können erkennen, daß der Bauch nicht nur eingezogen sondern auch *gehoben* ist. Die Hebung erfordert eine Kontrolle der Muskeln und das Leeren der Lungen durch eine tiefe und vollständige *Ausatmung,* bevor die Hebung versucht wird.

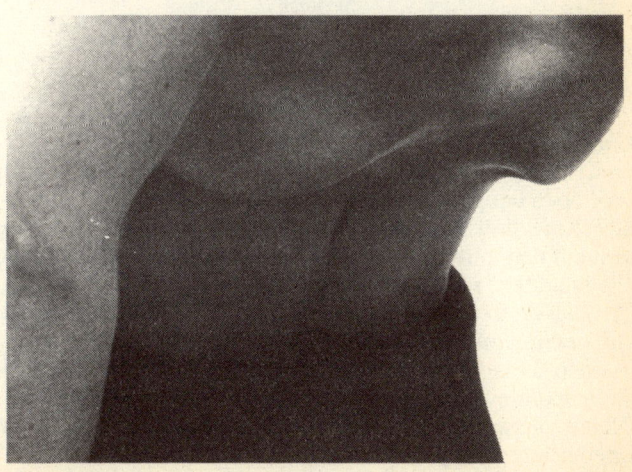

Atmen Sie tief aus und *pumpen Sie alle Luft aus den Lungen.*
Diese Ausatmung bewirkt das notwendige Vakuum.

Stellen Sie sich vor, daß Sie von der Magengrube her tief einatmen. Setzen Sie Ihre Bauchmuskeln so ein, wie Sie Ihre
Lungen einsetzen würden, so daß der Bauch nach innen und
oben »eingesaugt« wird.

Halten Sie die Hebung für 1 oder 2 Sekunden und »schnellen«
Sie dann den Bauch kräftig und schnell heraus, wie bei der
Abb. 3.

Führen Sie nun ohne Pause und *ohne Einatmung* fünfmal die
Hebung aus. Dann atmen Sie wieder normal und entspannen
sich eine Weile. Führen Sie die nächste tiefe Ausatmung aus
und wiederholen Sie die Serie der 5 Hebungen. Führen Sie 5
Serien aus, so daß Sie während der Lernzeit 25 Hebungen erreichen.

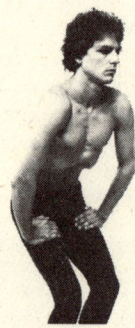

5 Sehen Sie sich an, wie beim Stehen die Füße leicht geöffnet
sind, und stellen Sie sich vor, daß Sie in die Hocke gehen wollen, doch beugen Sie die Knie nur ganz leicht.

Die Knie sind leicht nach außen gebogen, die Hände liegen
fest auf dem oberen Teil der Oberschenkel. Die Finger (auch
die Daumen) sind geschlossen und weisen nach innen.

Atmen Sie tief aus und führen Sie die 5 Hebungen aus (oder
die tiefen Kontraktionen).

Atmen Sie normal, richten Sie sich auf und entspannen Sie,
jedoch ohne zu zappeln.

Nehmen Sie die Stellung wieder ein, atmen Sie tief aus und
wiederholen Sie. Das Ganze wird fünfmal wiederholt.

Fehler: Das Aufstützen des Daumens auf den Oberschenkeln, das Spreizen der Finger oder das Wenden der Finger nach außen, das Nach-vorn-Beugen des Rumpfes. Der Rumpf ist gestreckt und wird nur einige Zentimeter gesenkt. Bemerken Sie, wie der Übende die Beine zu weit geöffnet hat und seinen Kopf nach unten beugt.

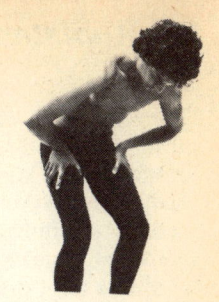

Weitere Bemerkungen: Der Schlüssel zum Erfolg bei diesen Bewegungen ist die Fähigkeit, die Lungen bei der Ausatmung völlig zu leeren und nicht die geringste Luft hereinzulassen, während die Bauchmuskeln die Hebung vollziehen. Wenn die Lungen auch nur leicht ausgedehnt sind, kann keine vollständige Hebung ausgeführt werden. Denken Sie daran, daß die Bewegungen nicht aus einem ständigen *Rollen* des Bauches bestehen. Der kurze *Haltepunkt* von 3 Sekunden für die Hebung oder die tiefe Kontraktion muß unbedingt vorhanden sein. Dann ist der Bauch nicht einfach entspannt, sondern »herausgeschnellt«. Diese Bewegungen sollten scharf und rhythmisch ausgeführt werden.

Während der ersten Lernzeit sollte man 5 Runden in jeder der zwei Stellungen (sitzend und stehend) durchführen, was eine Summe von 50 Hebungen ergibt. Wenn Ihr Können zunimmt, wird es möglich sein, 10 und mehr Hebungen bei jeder Ausatmung durchzuführen. Dann werden sie soweit sein, während der Übungszeit etwa 100 Hebungen (10 Hebungen × 5 Runden × 2 Stellungen) auszuführen.

Wenn Sie diese außerordentlich therapeutische Technik in Ihr tägliches *Fitness-Programm* aufnehmen wollen, sollten Sie sie als letzte Technik der *NM-Übungsfolge* wählen. Das bedeutet, daß sie der Gleichgewichtsstellung (5) des *vollständigen Programms* folgt und Rishi's Stellung (3) des *abgewandelten Programms*.

19 Kopfstand

Legen Sie ein kleines Kopfkissen oder ein gefaltetes Handtuch auf Ihre Matte. Dadurch wird der Druck auf Kopf und Genick vermindert. Es könnte sich herausstellen, daß Sie es nicht brauchen, doch am Anfang ist es gut, wenn es zur Verfügung steht. (In den Abbildungen ist die Übende ohne Kissen gezeigt, damit man Hände und Kopf besser sehen kann.) Eine Uhr sollte in Sichtnähe sein, doch muß darauf geachtet werden, daß sie bei umgekehrter Körperstellung gesehen werden kann!

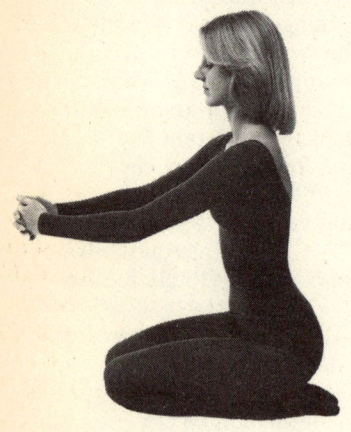

1 Knien Sie auf die Matte, strecken Sie die Arme aus und verschränken Sie die Finger.

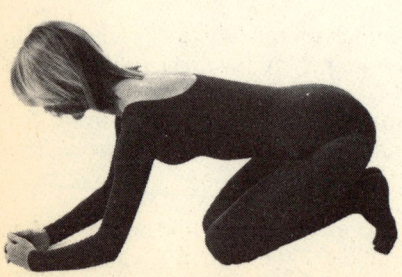

2 Beugen Sie sich nach vorn und setzen sie die Hände auf das Kissen (oder Handtuch). Die Hände liegen auf der Seite, mit dem Daumen nach oben. Setzen Sie die Zehen auf den Boden wie abgebildet.

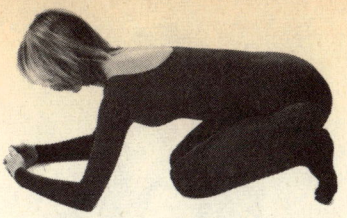

3 Ellbogen und Unterarme werden auf den Boden gesetzt. Die verschränkten Hände sind nun der Scheitelpunkt eines Dreiecks, mit den Unterarmen als Seiten.

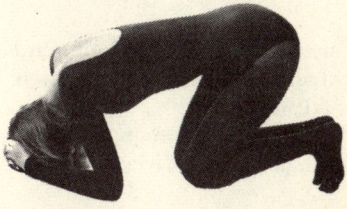

4 Senken Sie den Kopf so, daß die Spitze auf den Boden kommt (Kissen oder Handtuch) und der Hinterkopf fest in den verschränkten Händen ruht. (Versichern Sie sich, daß der Kopf nicht *auf* den Händen liegt. Die Hände halten den *Hinterkopf* und stützen ihn.)

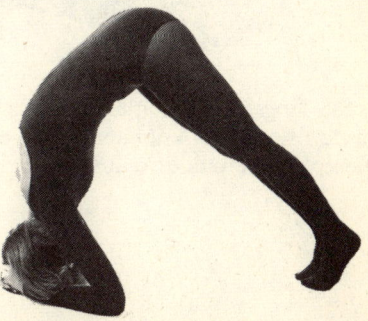

5 Stemmen Sie die Zehen gegen den Boden und heben Sie den Körper wie abgebildet, so daß ein Bogen entsteht.

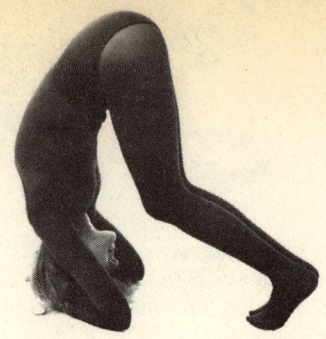

6 Tasten Sie sich zentimeterweise auf den Knien vor, bis die Knie so dicht am Körper sind wie möglich. Die Knie dürfen nicht gestreckt werden.
Während der ersten 10 Übungszeiten sollte man über diese Übung nicht hinausgehen. (Machen Sie Notizen dazu!)

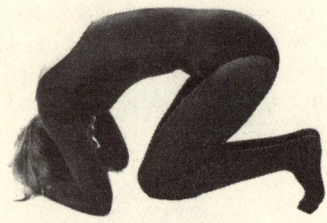

7 Senken Sie langsam die Knie zu Boden. Heben Sie sehr langsam den Kopf und kommen Sie in eine sitzende Stellung. Diese vorbereitende Stellung wird einmal ausgeführt.

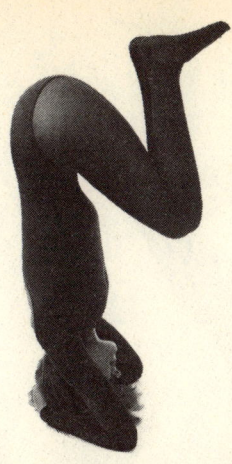

8 Anschließend an die Übung der Abb. 6 verlagern Sie das volle Gewicht auf den Kopf und die Unterarme. Bewegen Sie den Rumpf leicht nach vorn und heben Sie sehr langsam die Beine bis zur abgebildeten Stellung.

Füße und Knie bleiben zusammen. Der Rücken ist gerade. Halten Sie diese Stellung so bewegungslos wie möglich für 30 bis 60 Sekunden.

Wenn Sie das Gleichgewicht verlieren oder wenn es Ihnen nicht gelingt, die Stellung einzunehmen, machen Sie einen weiteren Versuch. Drei solche Versuche während einer Übungszeit genügen. Wenn Sie keinen Erfolg haben, beenden Sie die Stellung und gehen Sie zur nächsten Technik über.

Sie müssen in diesem abgewandelten Kopfstand durch 10 Übungszeiten hindurch völlig sicher sein, bevor Sie zum nächsten Stadium übergehen. (Machen Sie sich Notizen.)

Senken Sie die Knie zu Boden und entspannen Sie sich mit dem Kopf nach unten 30 bis 60 Sekunden lang.

Heben Sie langsam den Kopf und kommen Sie in eine sitzende Stellung.

Wenn Sie in der Stellung der Abb. 8 völlig sicher sind:

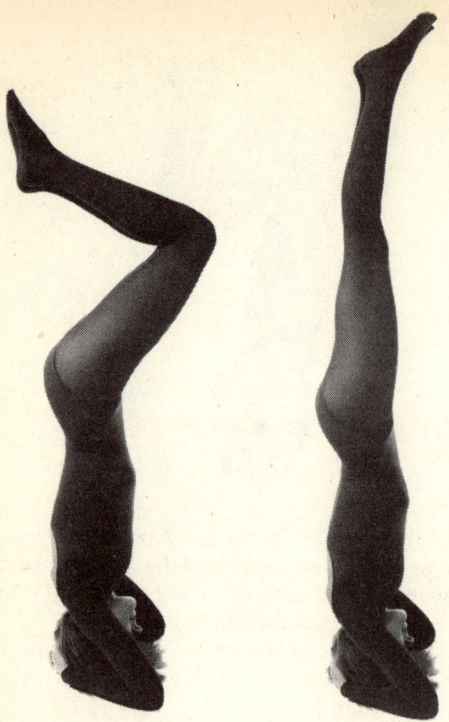

9 Strecken Sie die Beine sehr langsam und vorsichtig nach oben. Die Beine dürfen auf keinen Fall schnell hinaufgestoßen werden. Die Beine bleiben geschlossen, der Rücken gerade.

10 Das ist der vollendete Kopfstand.

Halten Sie diese Stellung so bewegungslos wie möglich. Jede Sekunde ist zufriedenstellend, doch würden 30 bis 60 Sekunden für die ersten paar Wochen der vollendeten Stellung ganz ausgezeichnet sein. Allmählich kann die Übung ausgedehnt werden – um etwa 5 Sekunden pro Woche –, bis eine maximale Haltezeit von 3 Minuten erreicht ist.

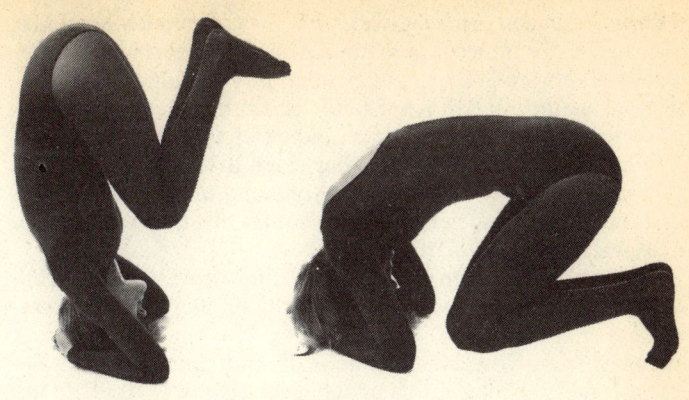

11 Beugen Sie sehr langsam die Knie und bringen Sie sie an die Brust.

12 Senken Sie sehr langsam die Zehen zu Boden. Dann werden die Knie auf den Boden gesetzt, und Sie bleiben in dieser Stellung mit dem Kopf nach unten für etwa 30 bis 60 Sekunden.
Heben Sie langsam den Kopf und kommen Sie in eine sitzende Stellung.

Anmerkungen: Zehntausende von Yoga-Schülern, die sich zuerst scheuten, den Kopfstand überhaupt zu versuchen, haben schließlich sogar die Endstellung erreicht! Ich schreibe diesen Erfolg der Tatsache zu, daß wir niemals den Versuch machen, in den vollen Kopfstand hineinzuspringen wie ein erfahrener Gymnastiker. Statt dessen gehen wir sehr vorsichtig voran und kehren den Körper nur sehr allmählich um, wobei jeder Schritt völlig kontrolliert und mit sicherer Unterstützung geschieht. Wir betonen auch immer, daß der *vollendete* Kopfstand nicht unbedingt unser Ziel sein muß, weil die Vorstufen auch außerordentlich viel Nutzen bringen.
Während der Schulterstand das Kinn gegen die Brust preßt und die vermehrte Blutzufuhr in die Schilddrüse lenkt, leitet der Kopfstand das Blut direkt in den Kopf. Nichts anderes kann das

115

Gehirn so schnell erfrischen und dazu beitragen, den Kopf klar zu machen. Sie fühlen sich schon nach einer kurzen Weile in dieser umgekehrten Stellung außerordentlich gekräftigt. Ernsthafte Yogis benutzen den Kopfstand auch zur Freilegung schlummernder Kräfte. Jahrhunderte hindurch haben Yogis behauptet, daß die meisten Menschen nur einen Bruchteil der in ihnen vorhandenen, brachliegenden Energie und Intelligenz verwenden. Der Kopfstand gehört zu den *asanas,* die einen Zugang zu diesen Kräften eröffnen.

Zu der Abbildung 6: Je näher Sie das Kinn an die Brust bringen, desto leichter wird es sein, das Gewicht auf Kopf und Unterarme zu verlagern.

Wenn Sie den Körper zum erstenmal umdrehen, wird der Zustand Ihnen zunächst etwas unbehaglich sein, weil das Blut ungehemmter in den Kopf fließt. Dieses Gefühl eines zunehmenden Drucks verschwindet meist nach einer oder zwei Übungswochen.

Bitte beachten Sie, daß wir das Wort »langsam« bei den Anweisungen nicht umsonst gebrauchen. Wenn Sie sich dabei ertappen, eine Bewegung zu schnell auszuführen, dann ändern Sie dies und vollführen Sie die Bewegung langsamer. Wenn Sie die vollendete Stellung nicht mit langsamen Bewegungen üben, werden Sie bei den Bewegungen niemals ganz sicher sein.

Springen Sie niemals plötzlich auf, wenn Sie die Stellung beendet haben. Eine plötzliche Bewegung kann dazu führen, daß Ihnen schwindlig wird. Bleiben Sie immer mit dem Kopf nach unten, wie angewiesen. Menschen mit hohem Blutdruck oder Herzbeschwerden sollten, was den Kopfstand betrifft, immer ihren Arzt fragen. (Es ist nicht unwichtig zu bemerken, daß es in Indien Ärzte gibt, die gerade den Kopfstand empfehlen, um diese Beschwerden zu beseitigen. Trotzdem sollten solche Urteile immer nur individuell erfolgen.)

Zu der vollendeten Stellung der Abb. 10: Schließlich wollen wir den Körper ganz gerade ausrichten, die Beine in direkter Fortsetzung des Rumpfes. Am Anfang genügt jedoch eine annähernd vollendete Stellung durchaus. Sobald Sie merken, daß Ihr Gleichgewicht ins Schwanken gerät, sollten Sie aus der Stellung herausgehen. In diesem Fall sollten Sie einen Moment mit dem Kopf nach unten ausruhen und dann erst einen neuen Versuch machen. Wir wollen auf jeden Fall vermeiden, vornüber zu fallen, daher sollten Sie, wenn Sie das Gleichgewicht verlieren, das Gewicht der Beine zur Brust hin verlagern, so daß Sie in der richtigen Richtung herunterkommen.

Wir haben bei der vollendeten Stellung ein Maximum von drei Minuten empfohlen. Diese Zeit kann allmählich verlängert werden – einige Sekunden jede Woche –, wenn Sie in der vollendeten Stellung drei Monate lang ganz sicher sind. Das Zählen und Zeitablesen sollte aber unbedingt präzis erfolgen. Sie können die kürzeren Haltepunkte auch annähernd einhalten – durch ein inneres Zählen –, doch die längeren Haltepunkte sollten unbedingt durch eine Uhr kontrolliert werden.

Es ist angebracht, um sich herum einige Kissen auszubreiten, als zusätzlichen Schutz, falls man einmal das Gleichgewicht verlieren sollte.

Manche Schüler helfen sich auch mit einem Abstützen an die Wand während der Lernzeit. Man bringt den Körper dicht an die Wand heran und stützt so – in den Abb. 8 und 10 – den Rükken und die Beine. Sie sollten jedoch die Wand erst dann zu Hilfe ziehen, wenn einige Versuche fehlgeschlagen sind und Sie der Ansicht sind, daß es auf gar keinen Fall anders geht.

Sehr viele Yogaschüler, die in ihrem ganzen Leben noch nie ihren Körper in die umgekehrte Lage gebracht hatten, haben mit geduldigem Üben dann doch noch den Kopfstand fertiggebracht.

Wenn Sie den Kopfstand in Ihr tägliches *Fitness-Programm* einbauen wollen, sollten Sie ihn dem Bogen (17) des *vollständigen Programms* (Vormittagsübungen) folgen lassen und der Knie- und Oberschenkelstreckung (9) des *abgewandelten Programms* (Nachmittagsübung).

Eine ganze Reihe von Übungen dieses Buches werden im Schneidersitz (gekreuzte Beine) oder im Lotussitz ausgeführt. Diese klassischen Stellungen wurden vor allem für die Übung der Meditation entwickelt, das heißt für ein ruhiges Sitzen, das eine innere Einkehr ermöglicht. Um eine solche Zeit der Stille, die länger oder kürzer dauern kann, wirklich zu nützen, muß man den Geist ganz und gar auf die Meditationsübung konzentrieren. Daher ist es wichtig, jegliche Möglichkeit der Ablenkung auszuschalten. Wir haben bereits darauf hingewiesen, daß der Ort der Yogaübungen möglichst so gewählt werden sollte, daß keine äußeren Störungen stattfinden können. Ebenso wichtig sind jedoch die inneren Störungen – die Ablenkungen, die durch Gedanken und Emotionen bewirkt werden. Immer wenn der Körper sich bewegt, werden Seele und Geist auch mitbewegt, da die drei eine Einheit sind. Wenn der Körper in eine ihm unbequeme Stellung gebracht wird, muß auch die Seele diese Unbequemlichkeit konstatieren. Wenn die Sinne betätigt werden (das Auge, das Ohr etc.), können Sie sich nicht konzentrieren. Wenn Sie unablässig von Ihren Gedanken bedrängt werden, können Sie sich nicht auf die Meditation konzentrieren. Wenn Ihre Atmung unregelmäßig ist, werden auch Seele und Geist davon betroffen. Die alten Gurus kannten diese Probleme sehr gut und entwickelten die verschiedensten Lotusstellungen, um diese Probleme zu beseitigen.

Der Lotussitz ermöglicht es, wenn man ihn einmal gut beherrscht, längere Zeit fast völlig bewegungslos sitzen zu können. Dieser Sitz bewirkt außerordentliche Festigkeit. Die Beine sind praktisch aus dem Weg geräumt und »fortgeschlossen«, so daß sie sich nicht ständig bewegen und dadurch ablenken können. Rumpf und Kopf sind ins Gleichgewicht gebracht und werden gut gestützt. Darüber hinaus hat das einfache korrekte Sitzen in dieser Stellung einen bemerkenswerten Beruhigungseffekt auf die Sinne und bewirkt automatisch eine Verlangsamung des Atemrhythmus. Daher ist jede Voraussetzung für die ideale Meditation gegeben oder ganz einfach für eine Pause der Ruhe, um die Emotionen, die Sinne und den Geist zu entspannen. Innerhalb weniger Übungswochen sollten Sie eine befriedigend gute Stellung erreichen. Tatsächlich könnten Sie – je nach Bau und Beweglichkeit Ihrer Beine – schon beim ersten Versuch einen respektablen Halben oder sogar Vollen Lotus fertigbringen. Am Anfang ist der Grad des Erreichten jedoch völlig unwichtig. Wesentlich ist allein die geduldige Übung, die schließlich zum Erfolg führen wird. Knie, Fußgelenke und Füße werden darüber hinaus aus diesen Übungen einigen Nutzen ziehen können.

(a) Einfache Sitzhaltung

Mit diesem »Schneidersitz« sollten ältere Menschen beginnen, Übergewichtige und auch besonders Steife, bis die notwendige Beweglichkeit in den Oberschenkeln, Knien, Fußgelenken und Füßen erreicht ist.

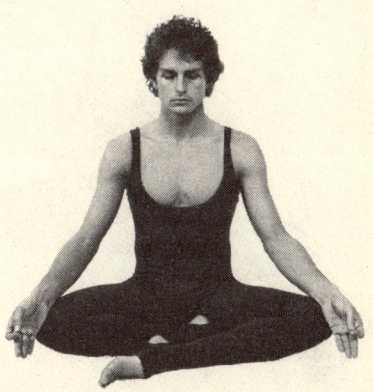

1 Kreuzen Sie die Füße in der Knöchelgegend und ziehen Sie die Fersen so nah wie möglich an sich heran.
Kopf und Oberkörper sind aufgerichtet, jedoch entspannt.
Der Handrücken liegt auf den Knien, der Daumen berührt den Zeigefinger mit leichtem Druck.
Schließen Sie die Augen.

Anmerkungen: Ihre Knie kommen am Anfang vielleicht nicht auf den Boden, doch werden sie sich im Laufe der Zeit senken, wenn Sie öfter in dieser Stellung sitzen.

119

Benützen Sie immer diese Stellung, wenn bei den *asanas* eine Sitzstellung mit gekreuzten Beinen verlangt wird.

Wenn die Beine zu schmerzen beginnen, strecken Sie sie einfach aus und massieren Sie die Knie eine Weile. Dann nehmen Sie die Stellung wieder ein, doch mit umgekehrter Lage der Beine, so daß nun das linke nach oben genommen wird, wenn das rechte zuvor oben war.

Bleiben Sie nicht länger in dieser Stellung, als es Ihnen bequem ist (auch das ändert sich bei längerem Üben) und strecken Sie die Beine immer eine Weile gerade nach vorne aus, bevor Sie aufstehen.

(b) Halber Lotus

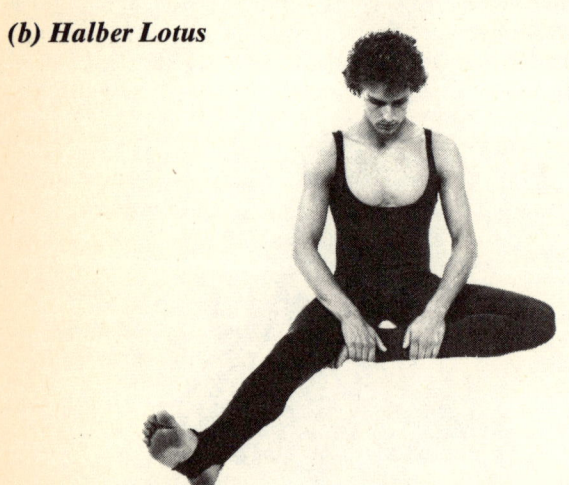

1 Strecken Sie die Beine aus.
   Die Hände ziehen den linken Fuß so weit heran wie möglich.

2 Die Hände legen den rechten Fuß entweder auf den linken Oberschenkel oder in die Leistengegend, je nachdem, was angenehmer ist.
   Bringen Sie das rechte Knie so nahe an den Boden wie möglich. Halten Sie Wirbelsäule und Kopf gerade, jedoch entspannt. Legen Sie die Handrücken auf die Knie und berühren

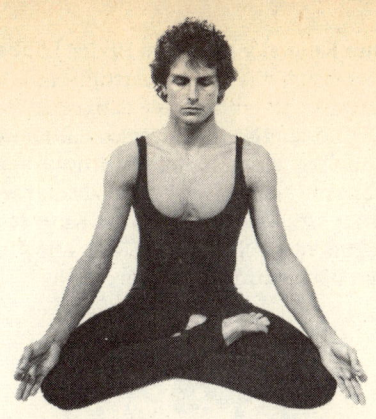

Sie mit dem Daumen den Zeigefinger, so wie oben angegeben. Schließen Sie die Augen, jedoch nur soweit, daß ein kleiner Lichtschlitz entsteht.
(Siehe die Anmerkungen, die dem Vollen Lotus folgen.)

(c) Voller Lotus

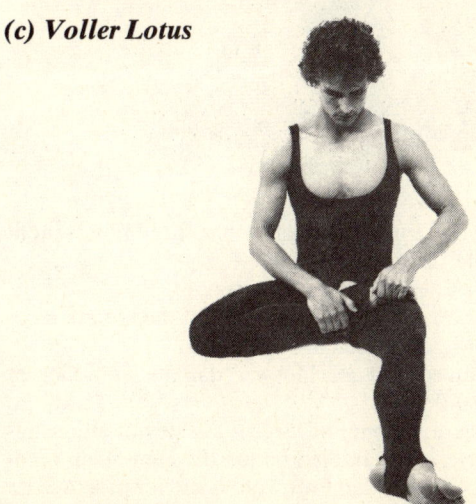

1 Strecken Sie die Beine aus.
Die Hände legen den rechten Fuß auf den linken Oberschenkel, so nahe an die Leiste wie möglich.

Wenn das rechte Knie nicht auf dem Boden bleiben will, kann man nicht sofort den Vollen Lotus ausführen. Lassen Sie den rechten Unterarm ganz einfach auf dem rechten Bein ruhen und sitzen Sie ein oder zwei Minuten so da. Dann kehren Sie die Beine um und legen den rechten Vorderarm auf das linke Bein. Das Gewicht des Armes wird dazu beitragen, den Oberschenkel zu strecken, so daß das Knie schließlich auf dem Boden liegen kann. Sobald das Knie auf dem Boden ist, können Sie zum nächsten Schritt übergehen.

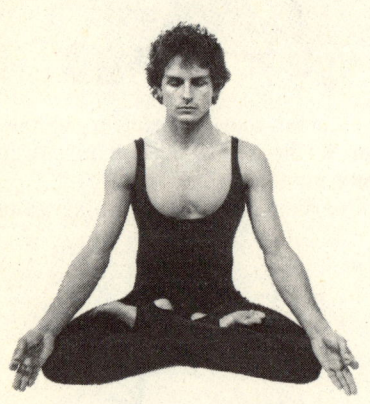

2 Die Hände legen den linken Fuß auf den rechten Oberschenkel, so nahe an die Leiste wie möglich.
Die Wirbelsäule ist gerade, jedoch entspannt.
Die Handrücken werden auf die Knie gelegt, die Daumen berühren die Zeigefinger mit leichtem Druck.
Die Augen werden so weit geschlossen, daß noch ein kleiner Lichtschlitz vorhanden ist.
Wenn die Stellung unangenehm wird, sollte sie nur einige Sekunden eingehalten werden. Sie können die Hände am rechten Fuß lassen, so daß Sie den Fuß schnell wieder in seine alte Lage bringen können, wenn Sie die Wirkung der vollendeten Stellung getestet haben. Strecken Sie dann die Beine wieder gerade nach vorn. Wenn Sie den Vollen Lotus zunächst auch nur einige Sekunden ausführen können, werden Sie doch

nach kurzer Übungszeit soweit sein, die Stellung eine Minute oder auch länger zu halten.

Die Beine passen sich der neuen Lage schnell an.

Anmerkungen zum Halben und Vollen Lotus: Wenn bei den Anweisungen der Sitz mit gekreuzten Beinen angegeben wird, so führen Sie den Vollen Lotus aus. Wenn der Volle Lotus zu schwierig ist, benutzen Sie den Halben Lotus. Denken Sie daran, daß wir nicht die Absicht haben, Ihre Beine zu foltern. Sie gehen – wie immer beim Yoga – sehr vorsichtig voran, ganz allmählich. Wenn Sie mit den vollendeten Stellungen Erfolg haben, so ist das in Ordnung. Wenn nicht, dann begnügen Sie sich zunächst mit einer einfacheren sitzenden Stellung und machen immer wieder den Versuch, die fortgeschrittenere Stellung zu erreichen. Denken Sie daran, daß das *Üben* für den Vollen Lotus für Ihre Beine wertvoll ist. Dieses Üben macht sie geschmeidig und fest, so daß sie wieder ihre jugendliche Elastizität erhalten.

Man kann ein kleines Kissen zu Hilfe nehmen, das eine Sitzhöhe von etwa 15 cm ermöglicht. Diese zusätzliche Höhe hebt den Rumpf und senkt gleichzeitig die Knie. Benutzen Sie das Kissen jedoch nicht, wenn es nicht gebraucht wird.

Obwohl es empfehlenswert ist, daß am Anfang die Beine umgekehrt werden, und zwar beim Halben und Vollen Lotus – so sollten Sie doch daraufhin arbeiten, die zuerst angegebene Stellung der Beine zu erreichen, da sie für die Meditation die klassische ist, ebenso wie auch für verschiedene andere Techniken.

Es ist wichtig, daß Wirbelsäule und Kopf aufrecht sind, jedoch entspannt. Das Kinn liegt auf einer Linie mit dem Nabel. Die Augen sind nicht ganz geschlossen, es bleibt ein kleiner Lichtschlitz bestehen. So wird ein Zustand zwischen Wachsein und Schlafen erreicht.

Das Berühren von Daumen und Zeigefinger *(mudra)* schließt den Stromkreis und hält die Lebenskraft im Körper. Dieses Berühren sollte nicht leicht, sondern fest sein.

Sie sollten den Lotus nicht Ihren Freunden als akrobatische Leistung vorführen. Diese Stellung ist nur für Ihre persönliche Arbeit da. Weder der Lotus noch der Kopfstand oder irgendeines der *asanas* sollte zu leichtfertigen Zwecken vorgeführt werden.

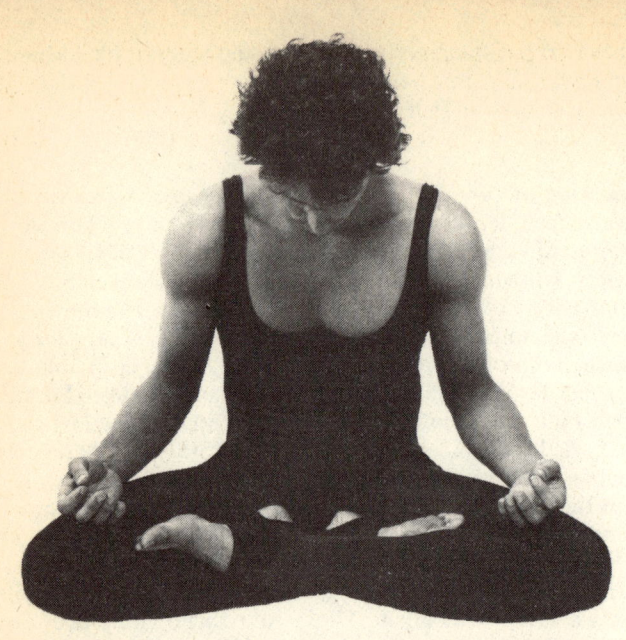

Fehler: Das Schlaffwerden des Rumpfes, das Beugen des Kopfes nach vorn. Bemerken Sie, wie der Übende die Füße hier nicht so weit wie möglich herangezogen hat, wie die Handrükken auf den Oberschenkeln liegen und nicht auf den Knien, wie die Daumen die Zeigefinger nur leicht berühren.

2 a   *Fortgeschrittene Brustdehnung*

Wenn Sie die Bewegungen der Brustdehnung (2) sicher beherrschen, wollen wir einen Schritt weitergehen.

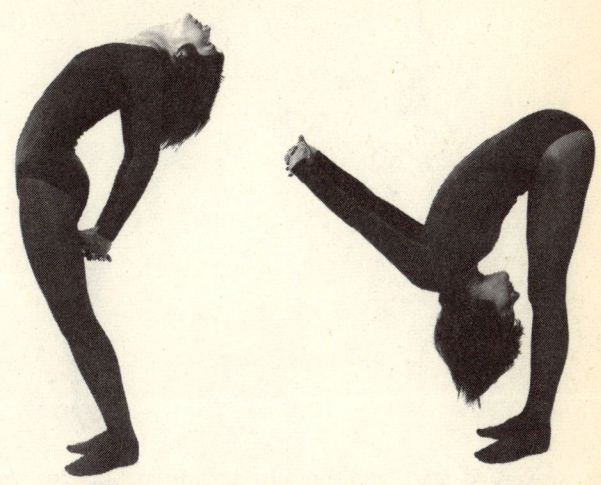

1 Beugen Sie langsam den Rumpf nach rückwärts, bis die Daumen die Oberschenkel berühren.
Die Augen sind geöffnet, die Knie gestreckt.
Halten Sie die Stellung bis 10 so bewegungslos wie möglich.

2 Strecken Sie sich langsam, beugen Sie sich nach vorn und bringen Sie den Kopf so nah an die Knie wie möglich. In der extremen Stellung berührt die Stirn die Knie.
Bringen Sie die Arme so weit wie möglich über den Rücken und halten Sie sie nach oben ausgestreckt.
Halten Sie diese Stellung bis 10.

Die Brustdehnung gehört sowohl beim *vollständigen* als auch beim *abgewandelten* Programm zu der Übungsfolge des Nachmittags (NM). Führen Sie die gemäßigteren Bewegungen, die Sie früher geübt haben, einmal durch.

5 a Fortgeschrittene Gleichgewichtsstellung

Wenn Sie sich bei den gemäßigteren Bewegungen der Gleichgewichtsstellung (5) sicher fühlen, gehen Sie zu den folgenden
Stellungen über:

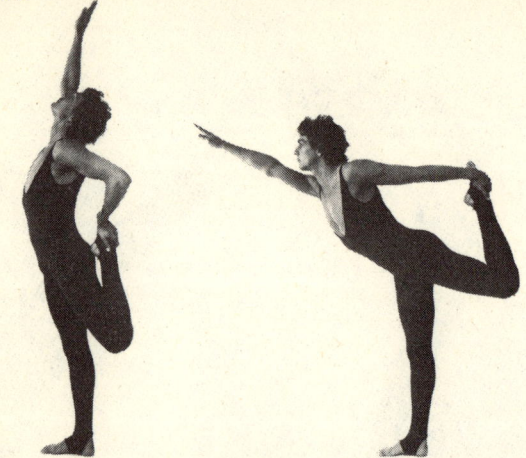

1 Der Fuß wird jetzt zum Gesäß oder in die Lendengegend
hochgezogen. Der erhobene Arm wird etwas weiter nach hinten gezogen, und die Wirbelsäule wird mehr gebogen als bei
der vorhergehenden Übung. Halten Sie diese Stellung bis 5.

2 Gehen Sie direkt in die abgebildete Stellung über. Das Bein
wird so weit wie möglich nach hinten gebracht und der Arm
kommt nach vorn. *Bewegen Sie sich sehr langsam.*
Halten Sie diese Stellung bis 5.
Senken Sie langsam Bein und Arm und führen Sie dieselben
Bewegungen nach der anderen Seite aus.

Die Gleichgewichtsstellung gehört zur *Vormittags-Übungsfolge
(VM)* des *vollständigen Programms.* Führen Sie die gemäßigteren Bewegungen, die Sie bereits geübt haben, zweimal hinter-
einander aus. Beim dritten Mal werden dann die fortgeschrittenen Übungen hinzugefügt.

7 a   *Fortgeschrittene Rückenstreckung*

Wenn Sie die Füße bei den gemäßigteren Bewegungen der Rük-
kenstreckung (7) bequem halten können, versuchen Sie sich all-
mählich in die extreme Stellung vorzuarbeiten.
Die Hände halten die Zehen.
Die Stirn ruht auf den Knien.
Die Ellbogen berühren den Boden.
Die Knie dürfen sich nicht beugen. Der Körper ist ganz ge-
streckt, bleibt jedoch entspannt. Beobachten Sie immer, was
Ihr Körper leisten kann, und versuchen Sie nie, auch nur einen
Zentimeter darüber hinauszugehen. Diese Fähigkeit kann sich
von Tag zu Tag ändern, so daß Sie sich auf jede Bewegung inten-
siv konzentrieren müssen.
Halten Sie die Stellung bis 20.
Die Rückenstreckung ist eine Technik der *Vormittags-Übungs-
folge* innerhalb des *vollständigen Programms*. Führen Sie die gemäßigten Bewegungen, die Sie zuvor geübt haben, zweimal aus.
Beim dritten Mal werden dann die fortgeschrittenen Bewegungen hinzugefügt.

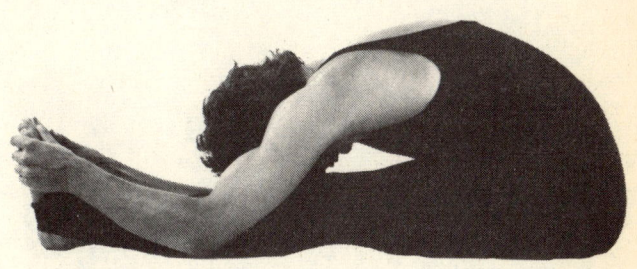

Anmerkungen: Das Senken der Ellbogen zu Boden, wie abgebildet, bedeutet eine kräftige Streckung für die Beine und ist die
äußerste Streckung für Rücken und Wirbelsäule. Beachten Sie,
daß die Zehen gehalten werden müssen, nicht die Füße oder
Fersen.

8 a   Fortgeschrittenes abwechselndes Beinstrecken

Wenn Sie Ihre Füße bei der abwechselnden Beinstreckung (8) auf beiden Seiten bequem halten können, versuchen Sie, allmählich in die extreme Stellung zu kommen.

Die Hände halten die Zehen.
Die Stirn ruht auf den Knien.
Der Ellbogen berührt den Boden.
Das Knie ist gestreckt, der Körper ist ganz gestreckt, bleibt jedoch entspannt.
Halten Sie die Stellung bis 20.

Die abwechselnde Beinstreckung ist eine Technik der *Nachmittags-Übungsfolge (NM),* sowohl beim *vollständigen* als auch beim *abgewandelten Programm.* Führen Sie die gemäßigteren Bewegungen, die Sie bereits geübt haben, einmal aus. Führen Sie dann beim zweitenmal die hier gezeigten Bewegungen aus.

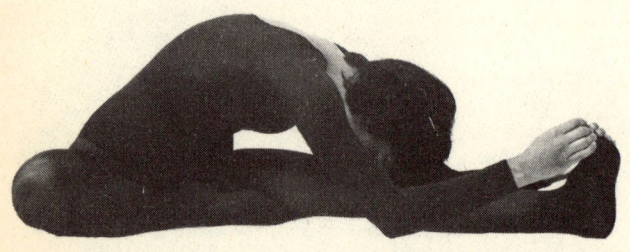

Anmerkungen: Das Senken der Ellbogen auf den Boden macht die völlige Streckung der Beine möglich und hilft dabei, die untere Rückenpartie zu festigen und zu stärken. Wenn das linke Bein ausgestreckt ist, wird die rechte Lendenseite besonders durchgearbeitet und umgekehrt.

10 a Fortgeschrittener Drehsitz

Wenn Sie sich daran gewöhnt haben, die Wirbelsäule in der »Korkenzieherart« des Drehsitzes (10) zu drehen, so ersetzen Sie diese Technik, was eine intensivere Durcharbeitung der Wirbelsäule ermöglicht.

1 Die Beine werden im Sitzen ausgestreckt. Der rechte Fuß wird, wie abgebildet, an den linken Oberschenkel gebracht, wobei die Ferse so dicht wie möglich herangezogen wird.

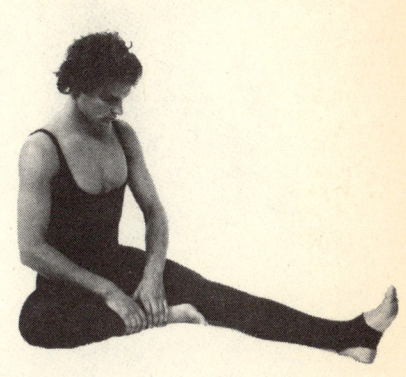

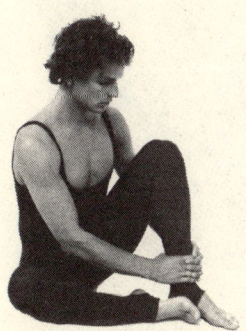

2 Das linke Bein wird angezogen, so daß man das linke Fußgelenk fest mit beiden Händen umgreifen kann.

3 Sehen Sie sich die Abbildung an. Der linke Fuß wird nun *über* das rechte Knie geschwungen und die Sohle wird neben dem rechten Oberschenkel fest auf den Boden gesetzt.

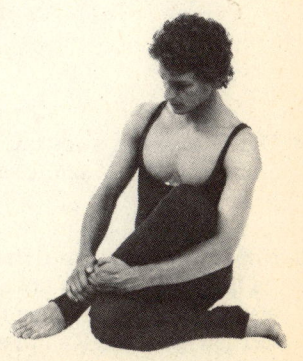

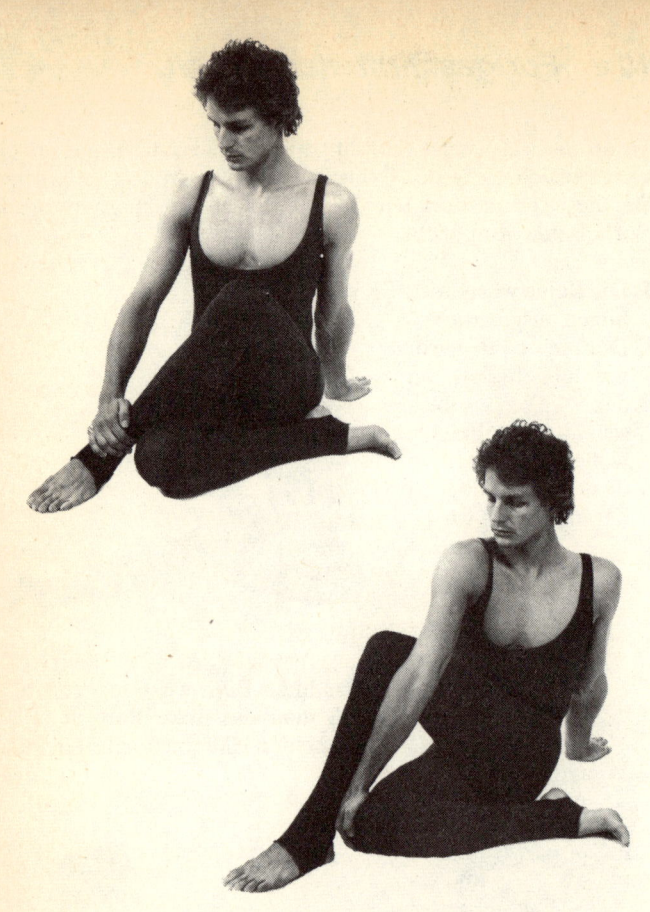

4 Die linke Hand wird vom Fußgelenk fortgenommen und fest hinten auf den Boden gesetzt, so daß sie dort als Stütze wirken kann.

5 Nehmen Sie die rechte Hand vom Fußgelenk und bringen Sie sie langsam *über* das linke Bein. Greifen Sie das rechte Knie fest mit der rechten Hand. (Um diese Stellung zu erreichen, werden Bein und Rumpf etwas angepaßt werden müssen.)

130

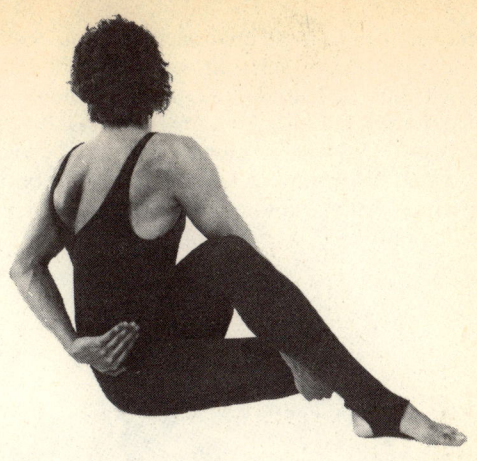

6 Drehen Sie nun den Rumpf und den Kopf so weit nach *links* wie möglich.
Gleichzeitig heben Sie die rechte Hand vom Boden und halten die rechte Seite der Hüfte.
Der Kopf ist so weit nach links gedreht wie möglich. Der Rumpf bleibt aufrecht. Atmen Sie regelmäßig.
Halten Sie diese Stellung bewegungslos bis 10.
Setzen Sie die linke Handfläche auf den Boden und drehen Sie langsam den Rumpf nach vorn, so daß Sie sich in der Stellung der Abb. 5 befinden.
Führen Sie dies dreimal aus.
Drehen Sie den Rumpf wieder nach vorn und strecken Sie die Beine aus.
Führen Sie dieselbe Bewegung zur anderen Seite hin aus, indem Sie bei den obigen Anweisungen sorgfältig die Worte *rechts* und *links* vertauschen.
Führen Sie dies dreimal nach links und dreimal nach rechts aus.

Der Drehsitz ist eine Technik der Vormittags-Übungsfolge (VM), sowohl beim *vollständigen* als auch beim *abgewandelten* *Programm*. Wenn Sie den fortgeschrittenen Drehsitz meistern, so setzen Sie ihn statt der vorhergehenden Bewegungen ein.

Anmerkungen: Zuerst wird man sich bei den Stellungen der Abb. 5 und 6 wahrscheinlich sehr verkrampft fühlen. Der Körper wird sich aber bald an diese Lagen gewöhnen.

Achten Sie darauf, daß die Drehung so vollständig wie möglich ausgeführt wird. Das wird erreicht, wenn man den Kopf so weit zur Seite dreht, als wolle das Kinn die Schulter berühren. Die Hand hat einen festen Halt an der Hüfte, was der Wirbelsäule beim Drehen hilft.

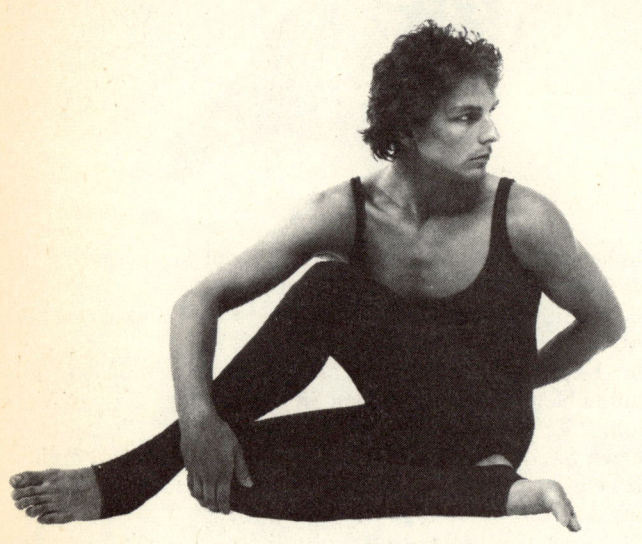

Fehler: Das Zusammensacken des Rumpfes und die mangelnde Drehung des Kopfes zur Seite. Bemerken Sie, wie der Übende *um* das Knie gegriffen hat und nicht *über* das Knie, wie die Sohle nicht völlig auf dem Boden steht und wie die Hand nur auf dem Rücken liegt, statt die Hüfte fest zu stützen.

11 a Fortgeschrittene Rückwärtsbeuge

Wenn Sie sich in der Stellung der Abb. 5 der Rückwärtsbeuge
(11) ganz wohl fühlen, versuchen Sie, allmählich diese fortgeschrittenen Stellungen zu erreichen.

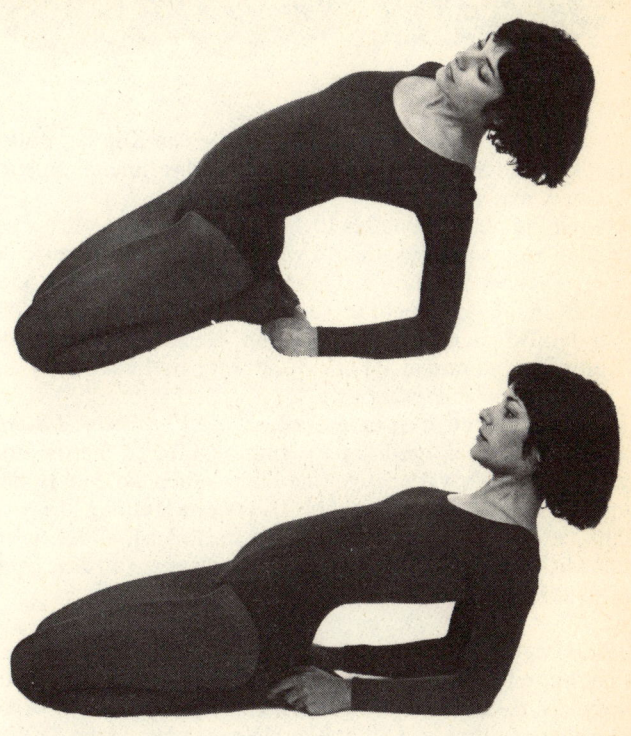

1 Senken Sie ganz langsam und vorsichtig einen Ellbogen zu
Boden.

2 Senken Sie ganz langsam und vorsichtig den anderen Ellbogen zu Boden.
Fassen Sie die Füße.

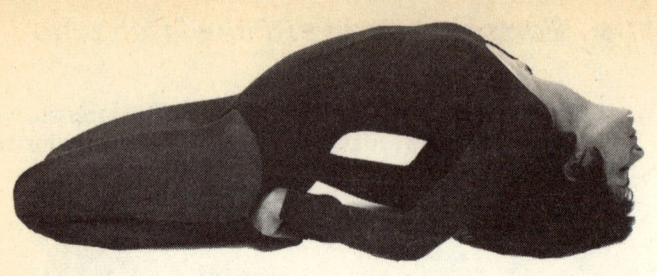

3 Senken Sie ganz langsam und vorsichtig den Kopf zu Boden.
Entspannen Sie so gut wie möglich, um das Innehalten leichter zu machen.
Halten Sie die Stellung bis 10.
Heben Sie ganz langsam und vorsichtig zentimeterweise den Kopf. Setzen Sie die eine Handfläche fest auf den Boden. Drücken Sie sich hoch, so daß die andere Handfläche auch auf den Boden gesetzt werden kann. Heben Sie langsam den Rumpf und kommen Sie in eine sitzende Stellung.

Die Rückwärtsbeuge ist eine Technik der *Vormittags-Übungsfolge (VM)* im *vollständigen Programm*. Führen Sie die erste Stellung der Rückwärtsbeuge (die Füße stehen auf dem Boden) einmal so durch, wie zuvor geübt. Die zweite Stellung, die zuvor geübt wurde (die Zehen stehen auf dem Boden), bildet zusammen mit diesen fortgeschrittenen Bewegungen die zweite Übung dieser Folge.

Anmerkungen: Alle Bewegungen müssen sehr langsam und vorsichtig ausgeführt werden. Vielleicht wird es Ihnen während der ersten Übungszeit nur gelingen, einen Ellbogen auf den Boden zu bringen. In diesem Fall halten Sie ganz einfach die Stellung bis 10 und gehen dann aus der Stellung heraus. Allmählich wird sich der Körper anpassen und Sie können dazu übergehen, den anderen Ellbogen zu senken. Wie immer besteht auch hierbei keine Eile, die extreme Stellung zu erreichen, und man sollte nicht die geringste Anspannung spüren.

13 a   *Fortgeschrittener Pflug*

Wenn Sie sich in der ersten Stellung des Pfluges (13) völlig wohl
fühlen, versuchen sie die folgenden beiden zusätzlichen Stellungen zu erreichen:

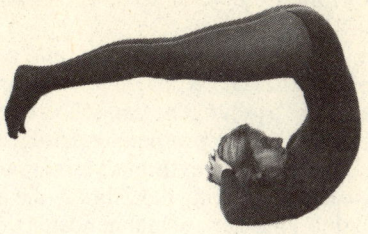

1 Nachdem Sie die erste Stellung bis 20 gehalten haben, führen
Sie die Hände hoch und verschränken sie über dem Kopf.
Gehen Sie mit den Zehen zentimeterweise nach hinten, und
zwar so weit wie möglich.
Die Knie sind gestreckt, das Kinn ist fest gegen die Brust ge-
drückt. Halten Sie diese Stellung bis 20.

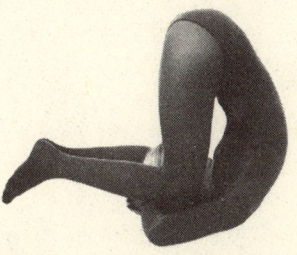

2 Senken Sie die Knie langsam und vorsichtig und bringen Sie
sie neben dem Kopf auf den Boden.
Halten Sie diese Stellung bis 20.
Kommen Sie genau wie zuvor geübt aus der zweiten Stellung
heraus. Wenn diese beiden fortgeschrittenen Stellungen ausgeführt sind, wird die Folge der Stellungen zweimal ausgeführt.

Anmerkungen: Die Stellung des Pfluges, die zuvor ausgeführt wurde, legt das Gewicht auf die Lendengegend, die untere Wirbelsäule. Die Stellung der Abb. 1 bei diesen fortgeschrittenen Übungen verlagert das Gewicht auf die Mitte des Rückens und der Wirbelsäule, und die Stellung der Abb. 2 betont den oberen Bereich und die Halswirbel. Auf diese Weise wird während der Bewegungen des Pfluges die gesamte Wirbelsäule durchgearbeitet.

Zuerst könnte die Atmung etwas behindert sein, weil das Kinn gegen die Brust gepreßt ist. Der Körper und die Lungen gewöhnen sich jedoch an diese Stellungen, und schon nach mehreren Übungszeiten wird die Atmung problemlos erfolgen, vor allem, wenn Sie bewußt den Atmungsrhythmus verlangsamen.

Erstaunlicherweise ist die Stellung der Abb. 2, die auf dem Bild so schwierig erscheint, eine der entspannendsten von allen *asanas*! Sobald man sie einmal eingenommen hat, kann sie wundervoll entkrampfend wirken und zwar gänzlich mühelos. In dieser Stellung empfindet man den Körper fast als gewichtslos.

Teil 2

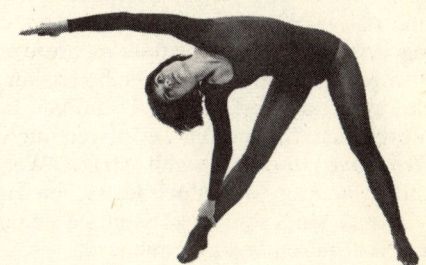

Techniken, die in den speziellen Übungsfolgen enthalten sind

Die weiteren Techniken, die nun folgen (21 bis 29) sind aus zeitlichen Gründen nicht in den *Fitneß-Programmen* enthalten, werden jedoch besonders wichtig, wenn es sich um bestimmte Situationen und Probleme handelt.

Wenn Sie die *speziellen Übungsfolgen* dieses Abschnitts ausführen, wird es eine Auswahl aus den Techniken sein, die Sie im Teil 1 gelernt haben, wobei noch eine oder mehrere *asanas* und *pranayamas* hinzugefügt werden. Sie brauchen daher an dieser Stelle nicht alle dieser neun speziellen Techniken lernen und praktizieren. Verwenden Sie nur die Techniken, die von Ihnen bei den *speziellen Übungsfolgen* gewählt werden. Wenn Sie diese Techniken üben, werden Sie jedoch feststellen, daß sie außerordentlich hilfreich sind, und so können Sie sie natürlich in Ihr übliches *Fitness-Programm* aufnehmen.

21 Rolldrehung

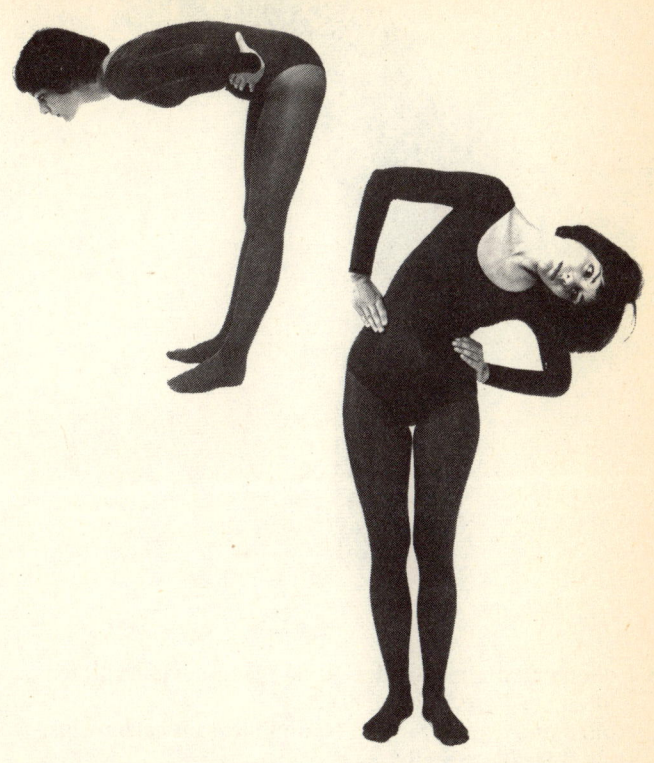

1 Sie stehen aufrecht da, mit geschlossenen Beinen und den
Händen auf den Hüften.
Der Rumpf ist nach vorn gebeugt wie abgebildet.

2 Rollen und drehen Sie langsam den Rumpf nach links.
(Der Rumpf wird nicht nur einfach zur Seite gebeugt, er rollt
und dreht in langsamer Bewegung.)
Halten Sie diese Stellung bis 2.

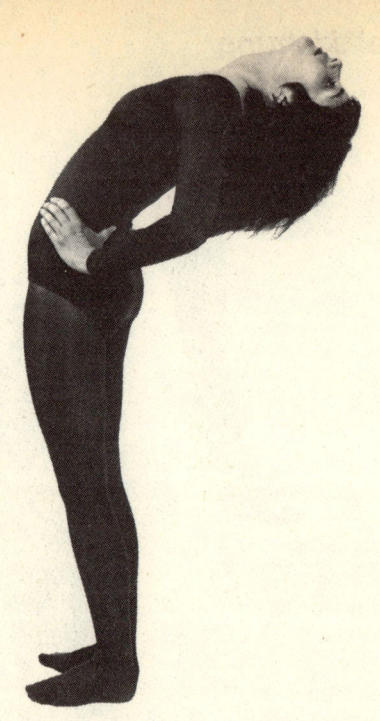

3 Rollen und drehen Sie den Rumpf langsam nach hinten.
Halten Sie diese Stellung bis 2.
Rollen und drehen Sie den Rumpf langsam nach rechts.
Halten Sie diese Stellung bis 2.
Rollen und drehen Sie den Rumpf langsam nach vorn, bis zur
Stellung der Abb. 1.

Die erste Runde ist damit beendet. Wiederholen Sie das ganze.
Nach der letzten Wiederholung richtet man sich langsam auf
und legt die Arme an die Seiten.

Führen Sie 5 Runden in Uhrzeigerrichtung aus und dann 5 Runden gegen die Uhrzeigerrichtung.

22 Beinklammer

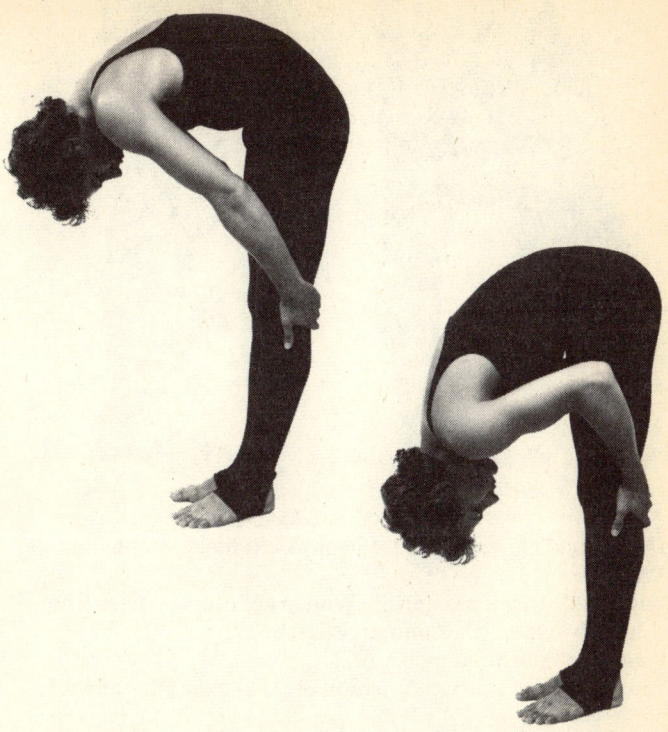

1 In stehender Stellung und mit geschlossenen Füßen beugen
Sie sich ganz langsam nach vorn und halten hinten die Knie
fest.

2 Sehr langsam und vorsichtig senken Sie den Rumpf so weit
wie möglich, jedoch ohne Anspannung.
Die Knie sind gestreckt, der Hals ist entspannt, der Kopf ist
unten.
Halten Sie diese Stellung ohne Bewegung bis 10.
Entspannen Sie und nehmen wieder die Stellung der Abb. 1
ein.

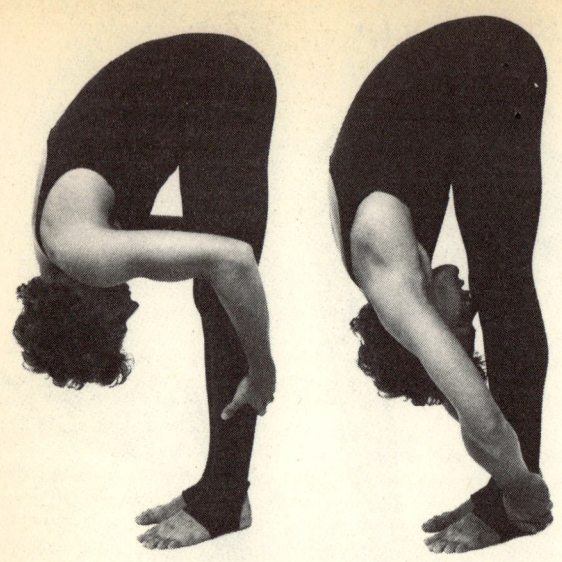

3 Die Hände gleiten nun hinten am Bein hinab und halten die
Waden.
Die Hände werden gegen die Waden gedrückt und der Rumpf
so weit wie möglich hinuntergezogen.
Halten Sie die Stellung bis 10.
Entspannen Sie sich und richten Sie sich ganz langsam auf.

4 Dies ist die fortgeschrittene Stellung, die bei einiger Übung zu
erreichen ist. Die Hände greifen jetzt an die Fußgelenke und
der Kopf berührt die Beine. Halten Sie diese Stellung bis 10.
Wenn dies erreicht ist, wird diese Stellung mit der weniger
fortgeschrittenen ausgetauscht.

Üben Sie einmal die »Kniestellung« und einmal die »Waden-«
oder »Fußgelenkstellung«. (Denken Sie daran, daß die erste
Übung eines *asanas* – ganz unabhängig von der Tageskondition
– immer die gemäßigtere ist, denn Sie können nie genau wissen,
wie willig Ihr Körper an dem betreffenden Tag reagiert.)

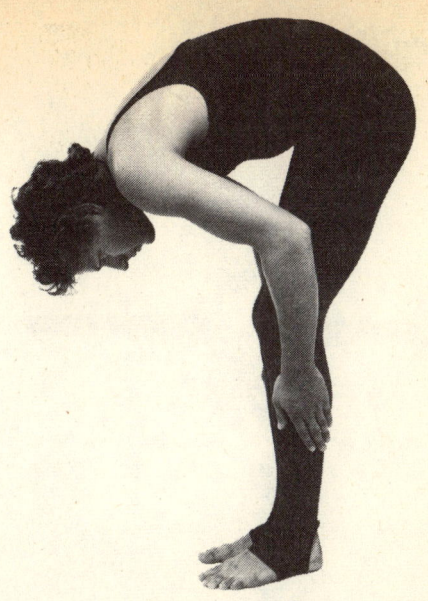

Fehler: Die Hände gegen die Beine zu halten, anstatt sie fest zu umgreifen, die Knie zu beugen oder den Hals steifzuhalten.

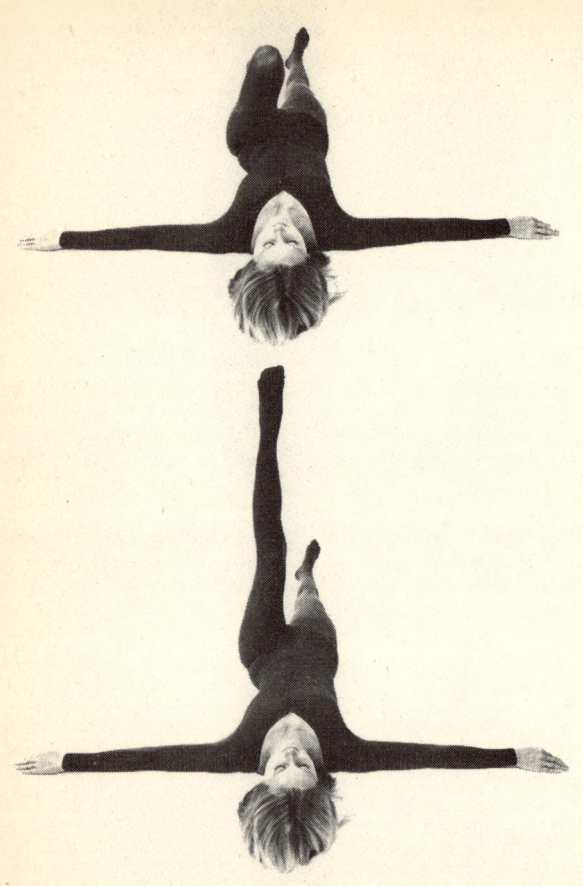

1 Sie liegen auf dem Rücken, die Arme in Brusthöhe ausgestreckt. Die Handflächen ruhen auf dem Boden.
Beugen Sie das linke Knie und winkeln es zum Bauch hin an.

2 Strecken Sie langsam das linke Bein nach oben.

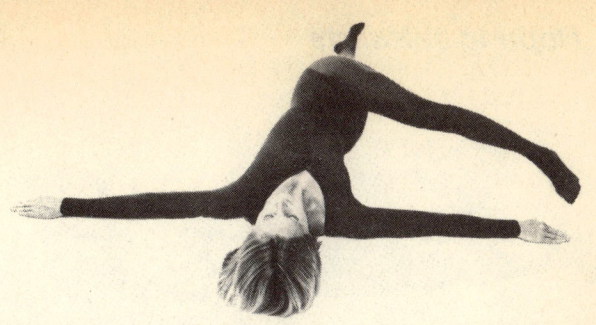

3 Bringen Sie das linke Bein langsam auf die rechte Seite.
Senken Sie das Bein langsam und berühren Sie, wenn mög-
lich, den Boden. Der ganze Rücken muß auf dem Boden blei-
ben, der Rumpf darf nicht abgerollt werden. Halten Sie das
linke Bein parallel zum Arm, auf keinen Fall tiefer.
Halten Sie diese Stellung ohne Bewegung bis 5.
Kommen Sie mit dem linken Bein wieder in die Stellung der
Abb. 2 zurück und senken Sie es langsam zu Boden.

Führen Sie dieselben Bewegungen mit dem rechten Bein aus.
Üben Sie das Ganze fünfmal mit jedem Bein und wechseln Sie
von links nach rechts.

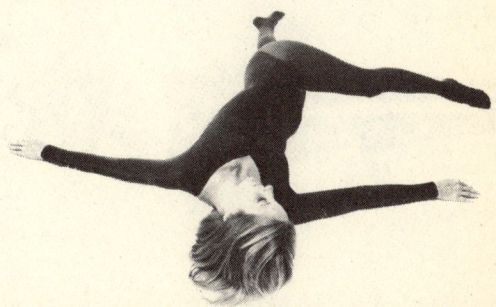

Fehler: Den Rücken vom Boden abzuheben, die Arme tiefer als
auf Brusthöhe zu senken, das Bein zu senken, so daß es nicht
parallel zum ausgestreckten Arm ist. (Wenn der Fuß den Boden
nicht berühren kann, halten Sie einfach Ihre tiefste Stellung
bis 5.)

145

24 Hebung seitwärts

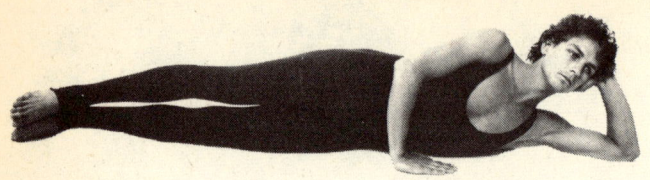

1 Legen Sie sich auf die Seite, den linken Ellbogen so abgestützt
   wie abgebildet. Der Kopf liegt in der linken Hand (am Ohr),
   die rechte Hand wird fest auf den Boden gestützt, neben dem
   Magen.

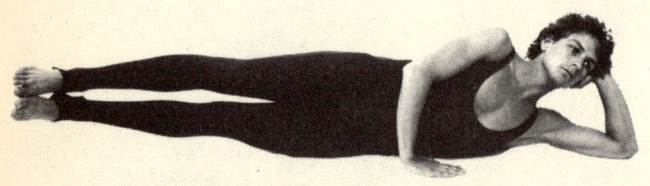

2 Drücken Sie sich mit der Hand gegen den Boden und heben
   Sie die Beine langsam mehrere Zentimeter vom Boden. Die
   Beine bleiben zusammen und dürfen nicht nach vorn oder
   hinten schwenken.
   Halten Sie diese Stellung so bewegungslos wie möglich bis 10.
   Senken Sie die Beine langsam wieder zu Boden.

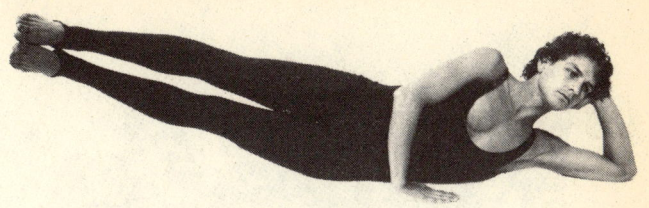

3 Heben Sie die Beine nun so hoch wie möglich.
Halten Sie die Stellung ohne Bewegung bis 10.
Senken Sie langsam die Beine zu Boden.
Wiederholung.

Führen Sie genau die gleichen Bewegungen auf der rechten Seite liegend aus.
Üben Sie das Ganze dreimal auf jeder Seite – einmal in der gemäßigten Stellung und zweimal in der extremen Stellung.

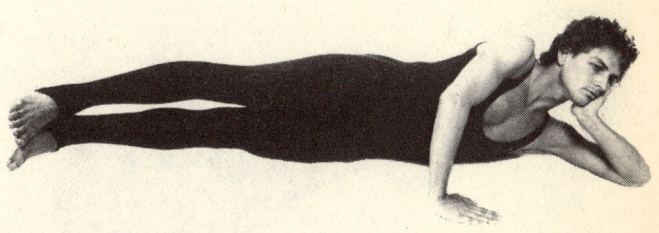

Fehler: Die stützende Hand an das Kinn zu legen oder an die Wange; die Beine nach vorn oder hinten zu schwenken; die Hand vom Körper und von der Magengegend zu entfernen.

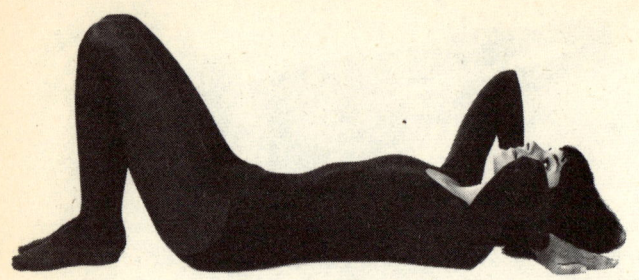

1 Sie liegen auf dem Boden, die Handflächen am Boden neben dem Kopf, die Finger nach hinten weisend. Die Fersen sind ans Gesäß herangezogen, die Füße stehen fest auf dem Boden. Knie und Füße sind geschlossen.

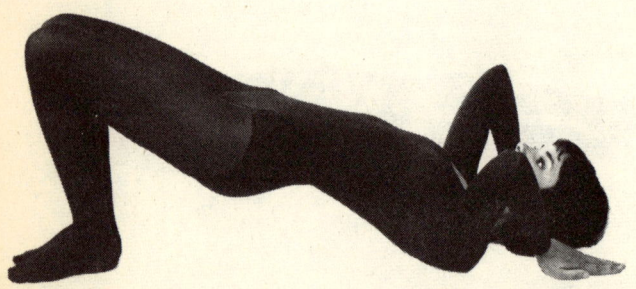

2 Pressen Sie Füße und Finger gegen den Boden und stemmen Sie den Körper ein wenig hoch.
Halten Sie diese Stellung so ruhig wie möglich bis 10.
Senken Sie den Körper wieder langsam zu Boden.

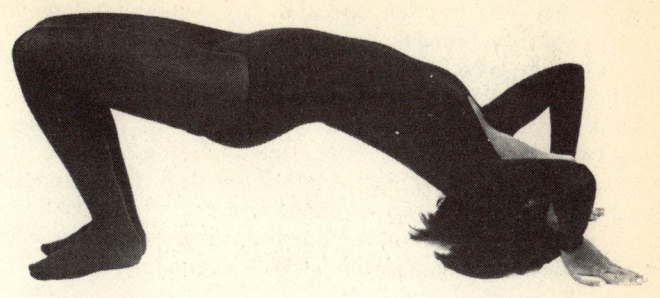

3 Stemmen Sie sich nun so weit wie möglich in die Höhe.
Halten Sie diese Stellung bis 10.
Senken Sie den Körper langsam zu Boden.
Wiederholung.

Üben Sie das Ganze dreimal – einmal in der gemäßigten Stellung und zweimal in der extremen Stellung.

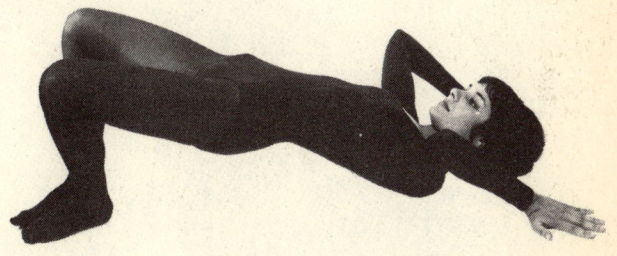

Fehler: Die Hände vom Kopf entfernen, die Finger oder die Knie nicht geschlossen halten.

Diese Atemtechnik versorgt die Lungen schnell mit einer vermehrten Menge von *prana* und ist dazu geeignet, den Organismus im wahrsten Sinne des Wortes »aufzuladen«.

Wenn Sie die Bauchkontraktionen ausgeführt haben, werden Sie die hier notwendigen Bewegungen des Einziehens und Herauspressens schon beherrschen. Wenn Sie diese Bewegungen nicht geübt haben, müssen Sie es jetzt tun. Befassen Sie sich mit der Bauchkontraktion (18) und lernen Sie die Bewegungen, die für die Abb. 1 und 2 vorgeschrieben sind.

Diese Bewegungen des Einziehens und Herauspressens werden jetzt mit der Atmung in folgender Weise kombiniert:

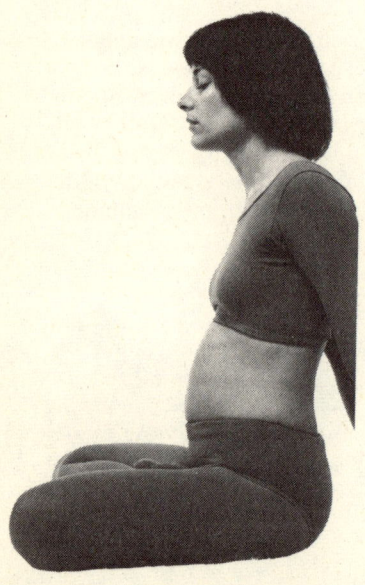

1 Sie nehmen einen Sitz mit gekreuzten Beinen ein, atmen ein und *pressen* den Bauch gleichzeitig heraus. (Versichern Sie sich, daß Sie den Bauch beim Einatmen wirklich herauspressen, denn zunächst werden Sie dazu neigen, den Bauch beim Einatmen einzuziehen, was jedoch nicht richtig ist.)

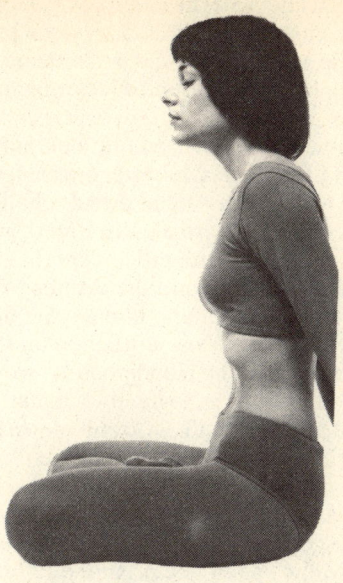

2 Ziehen Sie nun ohne Pause den Bauch schnell und kraftvoll *ein*, so daß die Luft aus den Lungen herausgetrieben wird und Sie eine Ausatmung durch die Nase ausführen.
Ohne Pause pressen Sie den Bauch wieder heraus und atmen ein; ohne Pause ziehen Sie den Bauch ein und atmen aus und wiederholen diesen Prozeß.

Führen Sie es 25mal während der Lernzeit aus und 50mal, wenn Sie die Technik vervollkommnet haben. Anschließend an die letzte Wiederholung führen Sie eine Vollständige *Atmung* aus, wie Sie es bereits gelernt haben (1b).
Führen Sie die 25 bis 50 Bewegungen fünfmal aus, so daß Sie eine Gesamtsumme von 125 bis 250 Atemzügen erreichen.
(Eine Einatmung und eine Ausatmung bilden einen Atem-

zug.) Führen Sie eine *vollständige Atmung* nach jeder Gruppe
von 25 bis 50 aus. Beginnen Sie mit der nächsten Runde sofort
nach der Ausführung der *vollständigen Atmung*. Machen Sie
keine Pause. Nachdem Sie die letzte *vollständige Atmung* ausgeführt haben, entspannen Sie sich, bleiben jedoch etwa eine
Minute ruhig in der Stellung mit gekreuzten Beinen sitzen.
Die Augenlider können während der Bewegung gesenkt sein.

Anmerkungen: Wie bereits bemerkt, könnte man dazu neigen,
die Atmungs- und Bauchmuskelbewegungen genau umgekehrt
auszuführen wie angegeben. Wenn dies der Fall ist, müssen Sie
einfach die Bewegungen langsam und aufmerksam üben, bis Sie
sie meistern. Sobald die Koordination vervollkommnet ist, versuchen Sie die Bewegungen und die Atmung rhythmisch und
schnell auszuführen. Am Anfang können Sie den Bauch langsam und in übertriebener Weise einziehen und herauspressen.
Doch sobald Sie etwas mehr Übung haben, werden die Bewegungen der Bauchmuskulatur abgeschwächt und jeder Atemzug
wird stark beschleunigt, so daß die kombinierte Einatmung und
Ausatmung in einer halben Sekunde ausgeführt werden können. Wenn die volle Beherrschung erreicht ist, können die 250
Bewegungen, zusammen mit den vollständigen Atmungen, in 2
bis 3 Minuten ausgeführt werden. An diesem Punkt werden Sie
vielleicht keine Mühe haben, jeder Runde 100 statt 50 Atemzüge hinzuzufügen, so daß sich insgesamt 500 statt 250 ergeben.
Sie müssen den ganzen Prozeß jedoch langsam aufbauen und
dürfen die genauen und rhythmischen Bewegungen niemals zu
Gunsten der Geschwindigkeit aufgeben. Diese Technik lädt
nicht nur den Organismus auf, sondern hat auch eine reinigende
Wirkung auf das Atmungssystem. Es bedarf einiger Anstrengung, um das Aufladen des Atems korrekt zu lernen, doch diese
Anstrengung lohnt sich sehr. Tun Sie bei jedem Üben Ihr Mög-
lichstes und Sie werden bald den »Trick« herausbekommen, um
Atmung und Bewegung zu koordinieren. Es wäre ein großer
Fehler, diese Technik aufzugeben, weil man sie nach den ersten
Übungsversuchen noch nicht beherrscht.
Wenn Sie nach Beendigung der ersten Runde ruhig dasitzen,
werden Sie erleben, wie klar Ihr Kopf und wie erhöht Ihr Be-
wußtsein ist.

27 Abwechselnde Nasenatmung

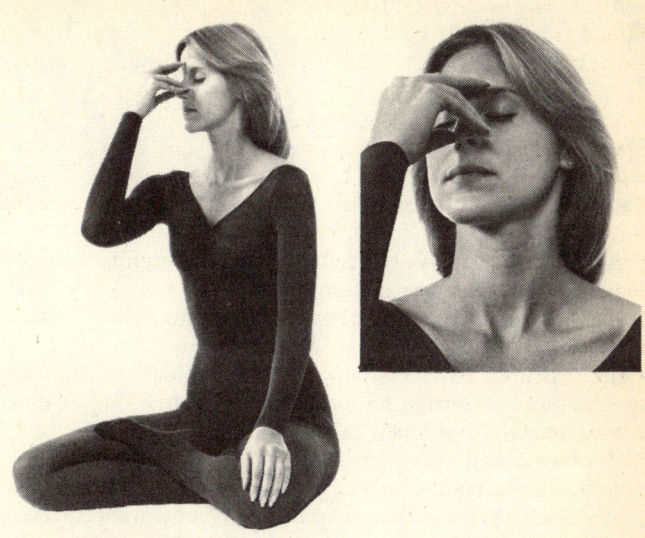

1 Sitzend, in gekreuzter Stellung, legen Sie die linke Hand auf
das linke Knie.
Sehen Sie sich die Abbildung an. Legen Sie die Spitze des
rechten Daumens leicht gegen das rechte Nasenloch und den
Ringfinger und kleinen Finger leicht gegen das linke Nasenloch. Der Zeigefinger und der Mittelfinger sind zusammen
und liegen mit leichtem Druck zwischen den Augenbrauen.
Wenn die Technik gelernt ist, senken Sie die Augenlider.
Atmen sie voll durch beide Nasenlöcher aus.

2 Schließen Sie das *rechte* Nasenloch, indem Sie den Daumen
fest dagegendrücken.
Atmen Sie durch das *linke* Nasenloch ein und füllen Sie die
Lungen während eines langsamen, rhythmischen Zählens
bis 8.

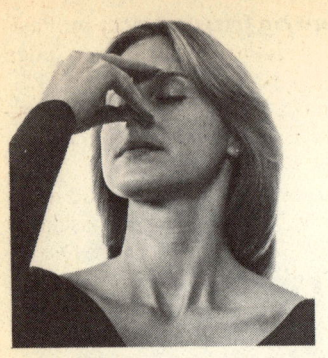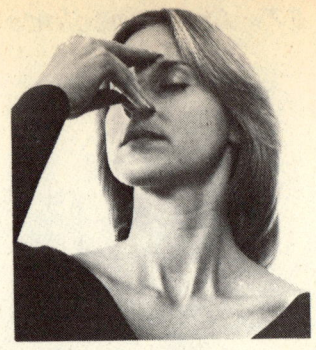

3 Schließen Sie das *linke* Nasenloch mit dem Ringfinger, so daß *beide* Nasenlöcher geschlossen sind.

Halten Sie den Atem während eines rhythmischen Zählens bis 4.

Öffnen Sie das *rechte* Nasenloch (das *linke* bleibt geschlossen) und atmen Sie durch das *rechte* Nasenloch während eines langsamen, rhythmischen Zählens voll bis 8 aus.

Ohne Pause weiter:

Atmen Sie durch das *rechte* Nasenloch ein (dasselbe Nasenloch, durch das Sie gerade ausgeatmet haben), während eines langsamen, rhythmischen Zählens bis 8.

Schließen Sie das *rechte* Nasenloch (*beide* Nasenlöcher sind jetzt geschlossen) und halten Sie bis 4 den Atem an.

Öffnen Sie das *linke* Nasenloch (das *rechte* bleibt geschlossen) und atmen Sie während eines langsamen, rhythmischen Zählens bis 8 durch das *linke* Nasenloch voll aus.

Damit ist eine Runde vollendet. Ohne Pause wiederholen Sie, indem Sie durch das *linke* Nasenloch einatmen.

Wenn die letzte Runde beendet ist, legen Sie die rechte Hand auf das rechte Knie und sitzen Sie wenigstens eine Minute ruhig da.

Führen Sie 7 Runden durch.

Anmerkungen: Die abwechselnde Nasenatmung bewirkt eine tiefe natürliche Beruhigung. Es gibt wenige emotionelle oder geistige Störungen, die nicht auf diese Technik reagieren. Die Wirkung beruht auf der Lenkung des *prana*, das durch die Nase in den Organismus eintritt: Es wird ein Gleichgewicht im Positiv/Negativ-Verhältnis eingestellt. Beim fortgeschrittenen Yoga wird die abwechselnde Nasenatmung (in noch weiter entwickelter Form) als Grundtechnik benützt, um das feine Nervensystem *(nadis)* zu reinigen und die wichtigste latente Kraft *(kundalini)* zu erwecken.

Jede Atmung muß ruhig und tief erfolgen. Die Luft muß mehr im Hals gefühlt werden als in der Nase und darf nicht zischend oder pfeifend herausgestoßen oder eingeatmet werden. Die erhobene Hand ist entspannt, und Wirbelsäule und Kopf werden gerade gehalten, jedoch auch entspannt. Die Augenlider sollten gesenkt sein, jedoch nicht geschlossen.

Das ununterbrochene rhythmische Zählen 8 − + −8 ist entscheidend wichtig und muß sorgfältig beachtet werden. Konzentrieren Sie sich ganz auf dieses Zählen und *erlauben Sie sich nicht, automatisch zu atmen, während Ihre Gedanken herumwandern.*

Diese Technik hat sich auch bei Nasenverstopfung hervorragend bewährt. In solchen Fällen ist es meist nicht möglich, »ruhig« zu atmen, doch sollte man sich deshalb nicht an dieser Übung hindern lassen. Mehrere Minuten nach Beendigung der Übung wird meist eine Säuberung der Nasengänge beobachtet.

Die Zeit, während Sie ruhig dasitzen (anschließend an die letzte Runde), kann eine der erhebendsten des ganzen Tages sein.

Zusammenfassung:

Tief ausatmen
Links einatmen, bis 8 zählen
Luft anhalten (beide Nasenlöcher geschlossen), bis 4 zählen
Rechts ausatmen bis 8 zählen
Rechts einatmen bis 8 zählen
Luft anhalten (beide Nasenlöcher geschlossen), bis 4 zählen
Links ausatmen bis 8 zählen

Damit ist eine Runde beendet.

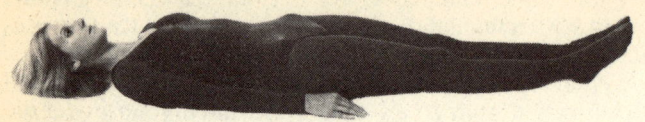

Sie liegen auf dem Rücken, die Hände ganz bequem an den Seiten. Der Körper muß völlig schlaff sein.

Konzentrieren Sie sich auf Ihre Füße; wenn sie in irgendeiner Weise gespannt sind, so entspannen Sie sie.

Konzentrieren Sie sich dann auf Ihre Waden und Knie und entspannen Sie sie vollständig.

Stellen Sie fest, ob alle Muskeln Ihrer Oberschenkel entspannt sind.

Konzentrieren Sie sich dann langsam auf den Bereich des Bauches, dann des Magens und dann auf den Brustkorb. Beachten Sie, daß es in all diesen Gebieten keine Muskelkontraktionen gibt. Verlagern Sie nun die Aufmerksamkeit auf die Finger, dann auf die Unterarme, die Oberarme und Schultern. Spüren Sie in diesen Körperteilen der Reihe nach ihren Zustand und nehmen Sie ihnen jegliche Stütze, so daß sie ganz schlaff werden.

Stellen Sie dann fest, ob Ihr Hals ganz bequem liegt; wenn nicht, dann ändern Sie die Lage.

Schließlich entspannen Sie auch Kiefer und Gesichtsmuskeln. Schließen Sie die Augen.

Spüren Sie nun, wie Ihr ganzer Körper sich in einem Zustand tiefer Entspannung befindet. Unterdrücken Sie jeden Gedanken und konzentrieren Sie sich nur auf Ihre Atmung. Beobachten Sie Ihre Atmung solange Sie wollen.

29 Die Lenkung der Lebenskraft

Gesundheit und Wohlgefühl stehen nach Meinung des Hatha Yoga in direktem Zusammenhang mit einer genügenden Zufuhr und der normalen Zirkulation von *prana*, der Lebenskraft. Hatha Yoga wird zum Teil nur praktiziert, um dies zu ermöglichen. Wenn die Zufuhr an Lebenskraft vermindert ist oder die Zirkulation gehemmt ist, stellen sich verschiedene negative Zustände ein, und die Gesundheit wird ernstlich gefährdet. Jedes Heilen, ganz unabhängig davon, auf welche Methode und durch wen es geschieht, ist eine bewußte oder unbewußte Bemühung, den Fluß des *prana* zu normalisieren.

Durch diese Technik wird *prana* bewußt in jeden Bereich hingelenkt, wo ein negativer Zustand herrscht. Die Heilung wird begünstigt, wenn die Zufuhr der Lebenskraft zu einem bestimmten Bereich vermehrt wird.

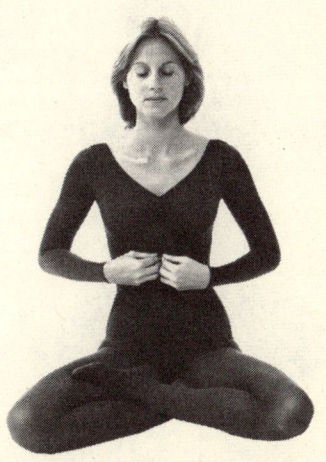

1 Setzen Sie sich in eine Stellung mit gekreuzten Beinen. Sobald die Anweisungen einmal verstanden sind, wird es nötig sein, die Augen ganz zu schließen, um die Konzentration zu verstärken.

Nehmen wir einmal an, daß Sie Verspannung, Steifheit und allemeines Unbehagen im Bereich Ihrer linken Schulter spüren. In diesen Bereich wollen Sie also eine vermehrte Zufuhr von *prana* lenken. Legen Sie alle zehn Fingerspitzen ganz leicht auf den *Solarplexus* (Sonnengeflecht), der unterhalb der Rippen und oberhalb des Nabels liegt. In diesem Bereich sammelt sich während der Atmung *prana* an. Atmen Sie vollständig aus.

Atmen Sie dann sehr langsam und vollständig ein. Stellen Sie sich während der Einatmung den Strom der Lebenskraft als intensives weißes Licht vor. Es tritt durch Ihre Nase ein, bewegt sich abwärts in die Region Ihres *Solarplexus* und geht in Ihre Fingerspitzen über, wo es dann bleibt. Während der gesamten *langsamen* Einatmung muß dies ständig vorgestellt werden.

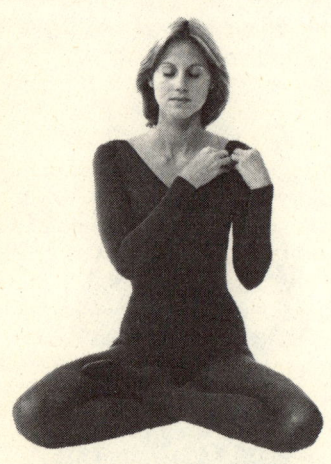

2 Wenn die Einatmung vollendet ist, *halten Sie den Atem an* und verlegen Sie Ihre zehn Fingerspitzen auf den Bereich Ihrer Schulter, wo Sie die Beschwerden spüren.

Atmen Sie nun *sehr langsam* und vollständig aus. Stellen Sie sich während dieser Ausatmung vor, wie das *prana*, das weiße Licht, von Ihren Fingerspitzen in die Schulter strömt und sie mit Lebenskraft überflutet. Dies muß während des gesamten *langsamen* Ausatmens ständig vorgestellt werden.

Wenn die Ausatmung vollendet ist, *halten Sie den Atem einen Augenblick an* und führen die Fingerspitzen wieder langsam zum Solarplexus zurück.

Beginnen Sie dann mit der nächsten Einatmung und wiederholen Sie den Vorgang.

Nach Beendigung der letzten Wiederholung legen Sie die Hände auf die Knie, atmen ganz normal und machen sich bewußt, was in Ihnen vorgeht.

Üben Sie dies siebenmal.

Anmerkungen: Ihre Aufmerksamkeit muß während der gesamten Übung ganz und gar auf die Vorstellung des weißen Lichts gerichtet sein. Wenn sich das Licht nur langsam einstellt, üben Sie weiter, denn es wird sich bestimmt einstellen. Wenn das weiße Licht schwächer wird oder gänzlich verlischt, bringen Sie es durch eine verstärkte Vorstellungsbemühung wieder zur Erscheinung. Wenn Ihre Aufmerksamkeit abgelenkt wird, so bringen Sie sie sanft, jedoch bestimmt, wieder auf ihr eigentliches Ziel zurück.

Wenn Sie nach Beendigung der ersten sieben Wiederholungen weiter üben wollen, um den Zustand Ihrer Schulter (oder anderer Bereiche) weiter zu verbessern, so können Sie das natürlich tun. Sie können dann nach der ersten Wiederholungsrunde eine kurze Pause machen und dann noch zwei weitere Runden ausführen, wobei dann eine Summe von einundzwanzig Übungsfolgen herauskommt. Zusätzlich können Sie dann alles während des Tages oder der Nacht noch einmal wiederholen.

Wir haben jetzt die Schulter als Beispiel herausgesucht, doch Sie können *prana* zu jedem anderen Bereich lenken. Wenn Sie Beschwerden am Rücken haben, führen Sie die Einatmung wie angegeben aus und trennen Sie dann Ihre Hände und führen Sie sie während des Atemanhaltens zu dem gewünschten Bereich. Während der Ausatmung wird das weiße Licht in diesen Bereich gelenkt. Führen Sie Ihre Fingerspitzen dann während des Atemanhaltens wieder zum *Solarplexus* zurück und wiederholen Sie den Vorgang. Wenn es sich bei den Beschwerden um Kopfschmerzen handelt, werden die Fingerspitzen zur Stirn geführt etc.

Wenn es Ihnen während einer Krankheit nicht möglich ist, die sitzende Stellung mit gekreuzten Beinen einzunehmen, kann die Technik auch in einer liegenden Stellung ausgeführt werden. Mit einiger Überlegung wird es Ihnen möglich sein, die Technik jeder geforderten Situation anzupassen.

Der Strom des weißen Lichts muß immer stetig und stark sein. Wenn Sie es erreichen, die Visualisierung zu einem hohen Grad der Perfektion zu bringen, wird auch die Wirksamkeit der Technik sich entsprechend vergrößern.

Übungsfolgen
für verschiedene Situationen

Zusätzlich zu ihrem Gebrauch als einer wirksamen Form der körperlichen Therapie (Thema des folgenden Abschnitts *Spezielle Probleme*) können die Yogatechniken auch als Hilfen bei vielen täglichen Problemen dienen. Von den speziellen Situationen gibt es zwei, die von vorrangiger Bedeutung sind: (1) Der Sport, (2) die Vorbereitung für ein wichtiges Ereignis wie eine Prüfung, ein Interview, eine Aufführung, eine Sitzung etc. Demgemäß werden in diesem Abschnitt Übungsfolgen besprochen, die in diesen beiden Situationen nutzbringend angewendet werden können. Diese Übungsfolgen sind das Resultat der Berichte vieler Sportler, Studenten, Geschäftsleute und anderer Berufsgruppen, die es unternommen haben, mit den von uns vorgeschlagenen Yoga-Programmen zu experimentieren.

Wenn Sie die fortgeschrittenen Stellungen erreicht haben, fügen Sie sie wie angegeben in die Übungsfolgen ein. Wenn Sie für die fortgeschrittenen Stellungen noch nicht bereit sind, ist es nicht nötig, die Hinweise zu beachten.

Da Sie mit den Wirkungen der verschiedenen *asanas des Fitness-Programms* zunehmend vertraut werden, werden Sie, wenn nötig, ein Programm entwerfen können, das die Bedürfnisse Ihrer persönlichen, ganz bestimmten Situation berücksichtigt. Denken Sie jedoch daran, daß all diese Übungen *zusätzlich* erfolgen und niemals als Ersatz für das Fitness-Programm angesehen werden können.

Sport

Dieser Abschnitt besteht aus zwei Übungsfolgen. Die erste ist für das Üben unmittelbar *vor* der Teilnahme an einem Sportereignis gedacht und dient dazu, die Freude und die Leistung zu vergrößern. Die *asanas*, zusammen mit dem Aufladen des Atems, ermöglichen eine schnelle Lockerung der Wirbelsäule, der Gelenke und Glieder und verhelfen dazu, die Ausdauer und Konzentration zu verstärken.

Die zweite Übungsfolge ist für die Durchführung unmittelbar (oder möglichst unmittelbar) *nach* dem Ereignis gedacht. Die angegebenen *asanas,* zusammen mit der Tiefen Entspannung, dienen dazu, Spannungen zu verhindern oder zu erleichtern, außerdem Schmerzen, Müdigkeit und andere negative Wirkungen, die von den verschiedenen Arten von Stress herrühren, die im Sport enthalten sind. Jede Übungsfolge kann in etwa sieben Minuten durchgeführt werden.

Vor dem Sport

Brustdehnung

(2) Grundtechniken; (2a) fortgeschrittene Techniken
Zweimal ausführen: einmal in der gemäßigten Stellung und einmal in Ihrer extremen Stellung. Halten Sie die Rückwärtsbeugen bis 5 und die Vorwärtsbeugen bis 10.

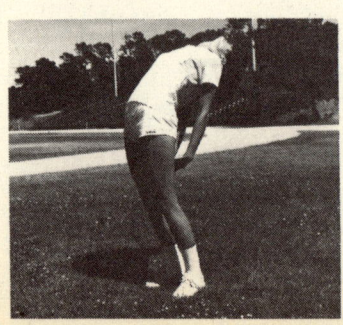

162

Drehsitz

(10) Grundtechniken; (10a) fortgeschrittene Techniken
Dreimal nach jeder Seite hin ausführen: einmal in der gemäßigten Stellung und zweimal in Ihrer extremen Stellung. Halten Sie jede Drehung bis 5.

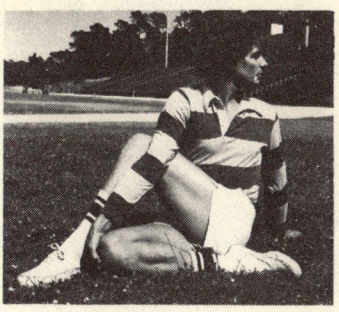

Abwechselndes Beinstrecken

(8)Grundtechniken; (8a) fortgeschrittene Techniken
Zweimal mit jedem Bein ausführen: einmal in der gemäßigten Stellung und einmal in Ihrer extremen Stellung. Jede Streckung bis 20 halten.

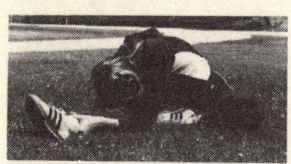
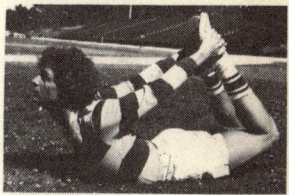

Bogen

(17) Grundtechniken; (17a) fortgeschrittene Techniken
Dreimal ausführen: einmal in der gemäßigten Stellung und zweimal in ihrer extremen Stellung. Jede Hebung bis 10 halten.

Aufladen des Atems

(26) Spezielle Techniken
5 Runden je 25 bis 50 Atemzüge pro Runde ausführen; auf jede Runde folgt einmal die Vollständige Atmung.

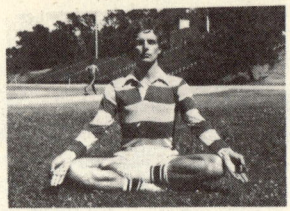

Nach dem Sport

Schulterstand

(12) Grundtechniken
Einmal ausführen. 1 bis 3 Minuten halten.

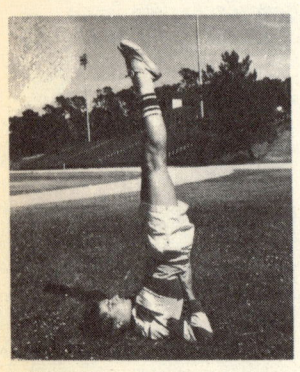

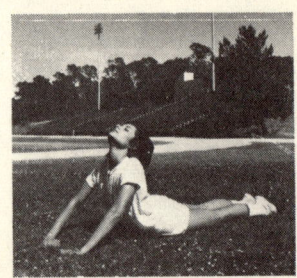

Kobra

(14) Grundtechniken
Zweimal ausführen: einmal in der gemäßigten Stellung und einmal in Ihrer extremen Stellung. Jede Hebung bis 20 halten.

Kopfdrehung

(15) Grundtechniken
Die drei Bewegungen zweimal ausführen. Jedesmal bis 10 halten.

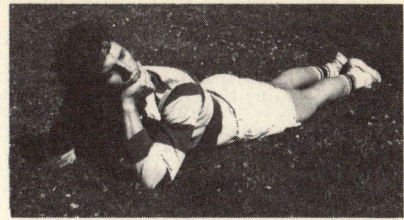

Rückenstreckung

(7) Grundtechniken; (7a) fortgeschrittene Techniken
Zweimal ausführen; einmal in der gemäßigten Stellung und einmal in Ihrer extremen Stellung. Jede Streckung bis 20 halten.

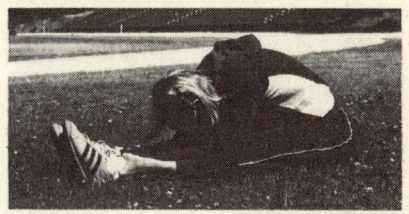

Tiefe Entspannung

(28) Spezielle Techniken

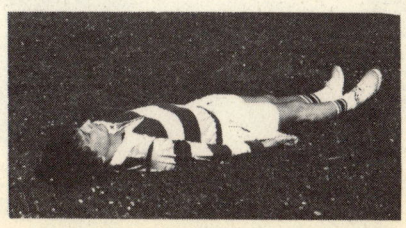

Vor einem wichtigen Ereignis

Vor einer wichtigen Sitzung, einer Prüfung, einem Interview oder einem anderen Geschehen, das besondere Aufmerksamkeit und Gelassenheit erfordert.

Diese Übungsfolge besteht aus drei zuvor gelernten *asanas* und der Abwechselnden Nasenatmung, einer Atemtechnik, die eine tief beruhigende Wirkung hat und es ermöglicht, sich ganz auf die jeweilige Beschäftigung zu konzentrieren.

Die Übung erfordert etwa sieben Minuten der Ungestörtheit. Wenn diese Übungsfolge nicht ausgeführt werden kann, wird sich eine Reihe von vollständigen Atmungen (1b, Grundtechniken) als nützlich erweisen, die in einer normalen sitzenden Stellung ausgeführt werden kann, jedoch ohne Anheben der Schultern.

Brustdehnung

(2) Grundtechniken; (2a) fortgeschrittene Techniken
Zweimal ausführen: einmal in der gemäßigten Stellung und einmal in Ihrer extremen Stellung. Halten Sie die Rückwärtsbeugen bis 5 und die Vorwärtsbeugen bis 10.

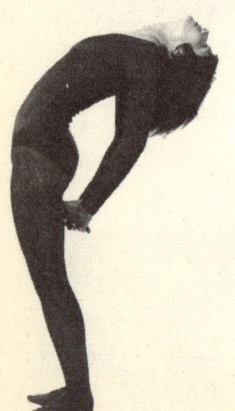
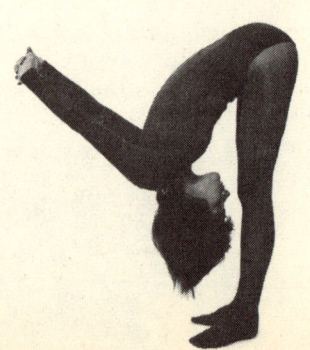

Rückenstreckung

(7) Grundtechniken; (7a) fortgeschrittene Techniken
Zweimal ausführen: einmal in der gemäßigten Stellung und einmal in Ihrer extremen Stellung. Halten Sie jede Streckung bis 20.

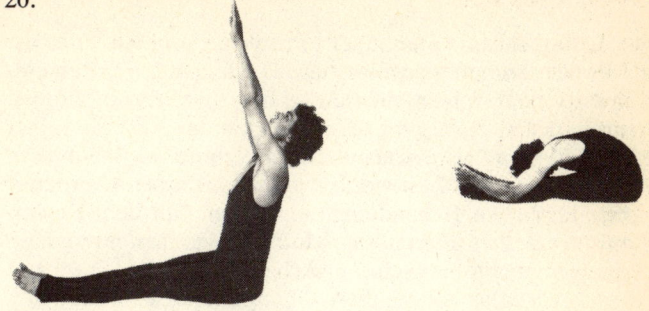

Kobra

(14) Grundtechniken
Zweimal ausführen: einmal in der gemäßigten Stellung und einmal in Ihrer extremen Stellung. Jede Hebung bis 10 halten.

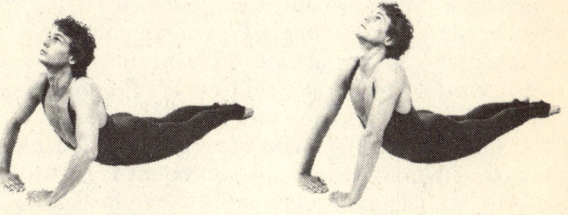

Abwechselnde Nasenatmung

(27) Spezielle Techniken
Führen Sie sieben Runden aus.

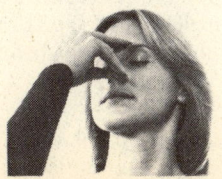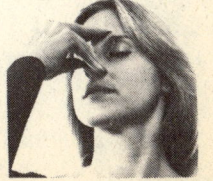

Übungsfolgen für besondere Probleme

Viele körperliche und emotionelle Probleme konnten durch die Yoga-Praxis sehr gut gelöst werden. Die folgenden Seiten enthalten die Übungsfolgen, die sich bei den angegebenen Problemen als wirksam erwiesen haben. Dies hat der Autor in seiner großen Erfahrung als therapeutischer Vermittler erleben können. Diese Übungsfolgen werden jedoch nicht als Alternative zu einer ärztlichen Behandlung empfohlen. Mit dem Einverständnis des Arztes können sie jedoch – zusammen mit der allgemeinen Behandlung – sehr nützlich sein.
Es gibt drei Möglichkeiten, diese Übungsfolgen anzuwenden:

1. Man baut sie in das *Fitness-Programm* ein. In diesem Fall wird man die Anzahl der Wiederholungen und die angegebenen Haltezeiten für Teil 1 vergrößern oder verkleinern müssen wegen der verschiedenen Angaben für die *Problem-Übungsfolgen*. Man wird auch die *Speziellen Techniken*, die angegeben sind, in das *Fitness-Programm* aufnehmen müssen. Daher wird es – wenn Sie vorhaben, eine oder mehrere der *Problem-Übungsfolgen* in Ihr *Fitness-Programm* aufzunehmen – notwendig sein, sowohl die Vormittags- als auch die Nachmittags-Übungszeiten zu verlängern, und man wird zusätzliche Übungszeiten einplanen müssen. Es wird auch nötig sein, das eigene Programm in Übereinstimmung mit den jeweiligen Umständen sorgfältig zu entwerfen.

2. Man führt die gewählten *Problem-Übungsfolgen* während einer Übungszeit aus, die getrennt ist von der Vormittags- und Nachmittagsübungszeit. Wenn man mehr als eine *Problem-Übungsfolge* wählt, kann man sie alle zwei Tage vornehmen oder sie über eine Periode von mehreren Tagen abwechselnd üben.

3. Man tauscht die *Problem-Übungsfolgen* mit dem *Fitness-Programm* aus. Diese der drei Möglichkeiten ist am wenig-

sten wünschenswert und kann nur empfohlen werden, wenn die Zeit zum Üben besonders knapp bemessen ist.

Die Abbildungen in den *Problem-Übungsfolgen* sollen Sie an die notwendigen Bewegungen erinnern. Versichern Sie sich jedoch, daß Sie mit den Richtungen, Abbildungen und Anmerkungen der *asanas* ganz vertraut sind, damit Sie Bescheid wissen, worum es sich handelt. Denken Sie daran, daß Sie sich die Anzahl der Wiederholungen und die Haltezeit für die Techniken der *Problem-Übungsfolgen* genau merken müssen, da sie nicht unbedingt mit denen des Teil I und der *Speziellen Techniken* übereinstimmen. Wenn Sie eine (oder einige) der fortgeschrittenen Stellungen erreicht haben, so bauen Sie sie wie angegeben in die Übungsfolgen ein. Wenn Sie für die fortgeschrittenen Stellungen noch nicht bereit sind, brauchen Sie die Anweisungen nicht zu beachten.

Wenn man sich auf ganzheitliche Weise mit der Fitness befaßt – was körperliche, emotionelle und geistige Probleme beinhaltet – dann spielt die Ernährung eine sehr wichtige Rolle. Wir raten daher dringend, daß sie sich mit Zustimmung Ihres Arztes die Yoga-Ernährungsprinzipien aneignen, in Verbindung mit dem Hatha-Yoga-Programm. Die entsprechenden Informationen können in dem Buch »Weight Control Through Yoga«* gefunden werden.

* Richard Hittleman, Weight Control Through Yoga, Bantam Books, 1971

Bauch

(Zur Stärkung, Straffung, Abnahme, Hebung)

Bauchkontraktionen

(18) Grundtechniken. Nur stehende Stellung.
Sobald diese Technik beherrscht wird, versuchen Sie wenigstens
10 Hebungen bei jeder Ausatmung auszuführen, so daß Sie bei
jeder Übungssitzung wenigstens 50 bis 100 Bewegungen ausführen. Die Anzahl der Hebung zu jeder Ausatmung kann 10 überschreiten, wenn das Können zunimmt.

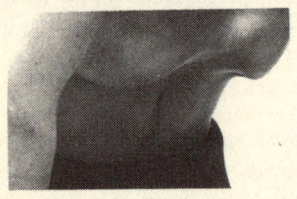

Rolldrehung

(21) Spezielle Techniken
Führen Sie 5 Runden gegen die Uhrzeigerrichtung aus und 5
Runden mit der Uhrzeigerrichtung.

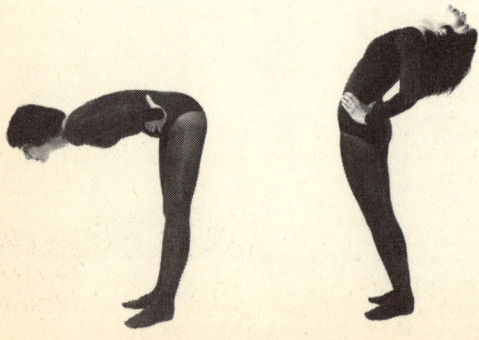

Heuschrecke

(16) Grundtechniken

Dreimal ausführen: einmal in der gemäßigten Stellung und zweimal in Ihrer extremen Stellung. Halten Sie jede Hebung bis 5 bis 10.

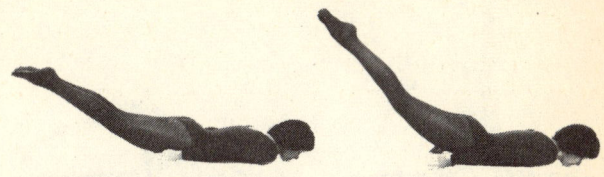

Hebung seitwärts

(24) Spezielle Techniken

Fünfmal auf jeder Seite ausführen: einmal in der gemäßigten Stellung und viermal in Ihrer extremen Stellung. Halten Sie jede Hebung bis 10

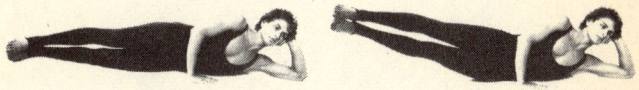

Brücke

(25) Spezielle Techniken

Fünfmal ausführen: einmal in der gemäßigten Stellung und viermal in Ihrer extremen Stellung. Halten Sie jede Hebung bis 10.

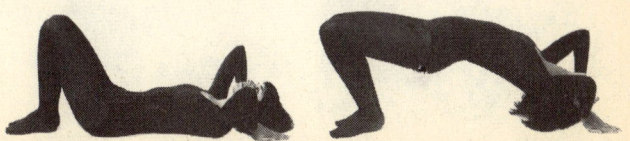

Beinschlag

(23) Spezielle Techniken
Führen Sie Ihre extreme Stellung drei mal nach jeder Seite hin aus, vom linken zum rechten Bein wechselnd. Halten Sie jedesmal bis 10.

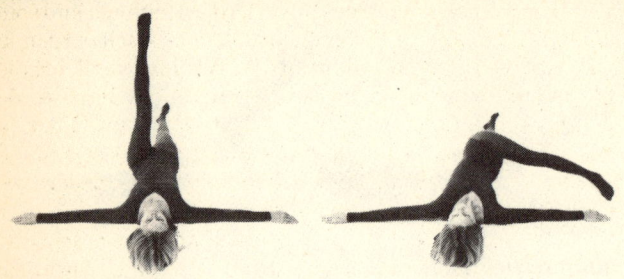

Schulterstand

(12) Grundtechniken
Einmal ausführen. Am Anfang 1 bis 3 Minuten halten. Wenn die Stellung zunehmend angenehm wird, 3 bis 10 Minuten halten.

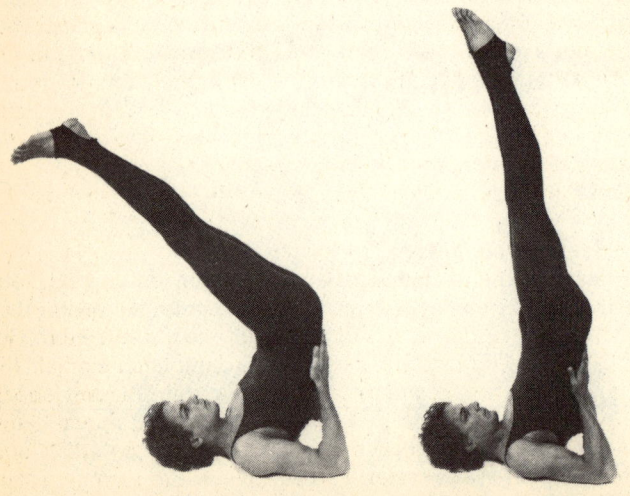

Arthritis

(Gelenkbeschwerden und außergewöhnliche Steifheit)

Die Anzahl der Yoga-Schüler, die von drastischen Besserungen arthritischer Beschwerden berichteten, ist erstaunlich und sollte denen zu denken geben, die auch an solchen Beschwerden leiden und sich dagegen behandeln lassen. Wie man weiß, erholen sich Arthritiskranke nur selten, im Gegenteil, die Beschwerden werden meist immer stärker. Wenn diese Kranken Glück haben, kann der Schmerz auf ein Minimum beschränkt und vielleicht auch durch verschiedene Behandlungen lokalisiert werden. Meist wird jedoch der Schmerz immer schlimmer und die Krankheit breitet sich aus. Unsere eingehende Beobachtung von Arthritiskranken, welche die empfohlenen Übungen der Yoga-Techniken angewendet haben, führt uns zu der Erkenntnis, daß diese Art vorsichtiger Selbstbehandlung sehr wirksam sein und und – zusammen mit den Yoga-Ernährungsprinzipien – eine Kur bedeuten kann.

Jemand der an Arthritis, Bursitis (Schleimbeutelentzündung), außergewöhnlicher Steifheit und ähnlichen Beschwerden leidet, ist oft einem »Training« wenig zugeneigt, da die Bewegungen immer mit Schmerzen verbunden sind. Was Yoga betrifft, so befinden wir uns da in einer völlig anderen Situation. Die genauen und vorsichtigen Bewegungen, zusammen mit den präzisen *Haltepunkten* ermöglichen es dem Übenden, eine genaue Kontrolle über jede Bewegung zu haben, und die langsame Bewegung vermindert oder beseitigt eine Unbehaglichkeit.

In der folgenden Übungsfolge, die vor allem auf die Gelenke hinzielt, können Sie damit beginnen, sich nur einige Zentimeter zu bewegen; jede Stellung ist ausreichend. Obwohl die Haltezeit und die Anzahl der Wiederholungen angegeben sind, sollten Sie die *Haltezeit* nicht weiterführen oder die Wiederholungen beenden, sowie irgendwelche Beschwerden auftreten. Bei der nächsten Übungszeit versuchen Sie dann noch einmal, Ihr Möglichstes zu tun. Auf diese Weise werden Sie langsam jedoch sicher vorwärtskommen. Es kann Tage geben, die Ihnen kaum eine Bewegung ermöglichen, doch das ist nur natürlich und kann nicht anders erwartet werden. Wenn Sie einmal zu der

Einsicht gekommen sind, daß die schwierigen Tage ein Teil des Besserungsprozesses sind und daß der Fortschritt daraus besteht, einige Schritte nach vorn zu machen und einen nach rückwärts, werden Sie niemals ungeduldig oder entmutigt werden.

Die Ernährung spielt eine entscheidende Rolle, und man sollte sich ernsthaft überlegen, ob man nicht die Yoga-Ernährungsprinzipien anwenden sollte, zu denen auch kurze Zeiten des Fastens gehören. Zu empfehlen ist auf jeden Fall das Streichen von Milchprodukten (mit der möglichen Ausnahme kleiner Mengen von Magermilch und Magerjoghurt), chemisch behandelten Nahrungsmitteln, künstlichen Süßstoffen, raffiniertem Zucker und ein vermehrter Verzehr von rohen Gemüsen, Gemüsesäften, frischen Früchten, Fruchtsäften. Diese Information ist auch in dem zuvor erwähnten Buch enthalten. (Alle Empfehlungen bedürfen jedoch der Zustimmung Ihres Arztes.)

Die Abbildung dieser Übungsfolgen stellen sehr gemäßigte Stellungen der Empfohlenen *asanas* dar. Es soll an diesen Beispielen gezeigt werden, wie die Techniken des *Fitness-Programms* von Menschen ausgeführt werden können, die an Arthritis, Bursitis etc. leiden. Alle Bewegungen sollten sehr vorsichtig ausgeführt werden, und alle Stellungen und Haltezeiten können so abgewandelt werden, wie es notwenig ist.

Brustdehnung

(2) Grundtechniken
Zweimal ausführen. Die Rückwärtsbeugen bis 5 halten und die
Vorwärtsbeugen bis 5—10 halten.

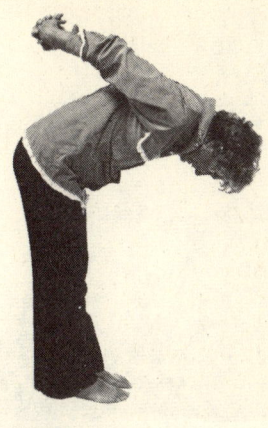

Knie- und Oberschenkelstreckung

(9) Grundtechniken
Dreimal ausführen. Jede Streckung bis 10 halten.

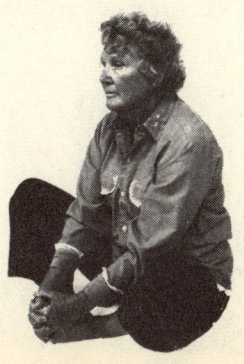

Drehsitz

(10) Grundtechniken
Zweimal auf jeder Seite ausführen. Jede Drehung bis 10 halten.

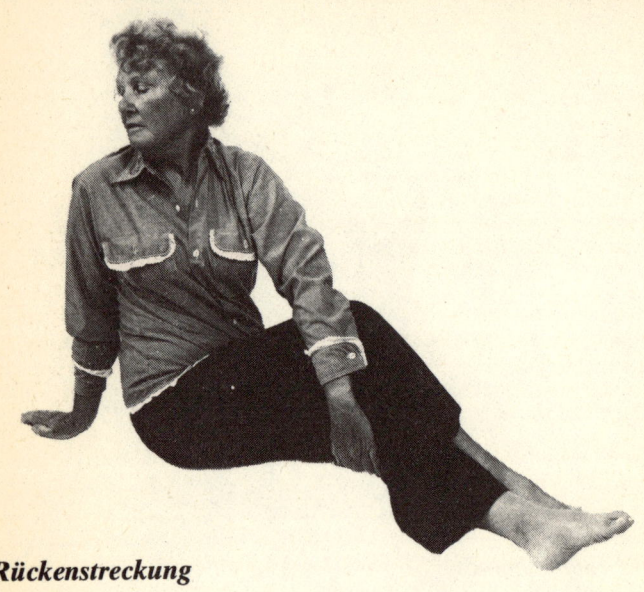

Rückenstreckung

(7) Grundtechniken
Zweimal ausführen. Jede Streckung bis 10 halten.

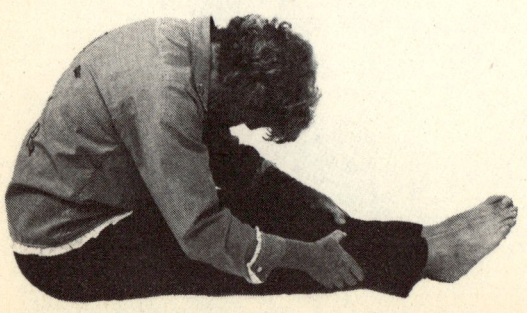

Kobra

(14) Grundtechniken
Zweimal ausführen. Jede Hebung bis 10 halten.

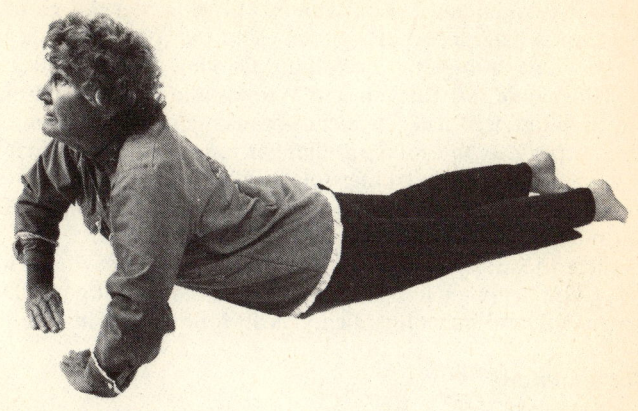

Kopfdrehung

(15) Grundtechniken
Die drei Stellungen zweimal ausführen. Jede Stellung bis 10 halten.

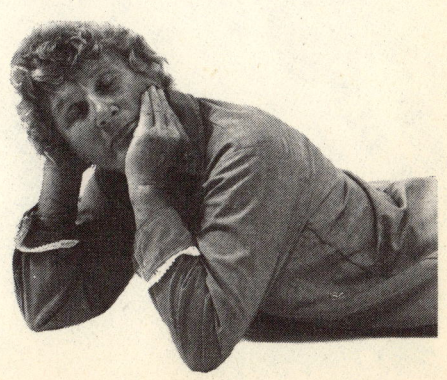

Rücken und Wirbelsäule

(Alle Bereiche kräftigen und festigen; Beseitigung von Steifheit und Verspannungen)

Obwohl Rücken und Wirbelsäule bei allen *asanas* des *Fitness-Programms* angesprochen werden, sind die Techniken dieser Übungsfolge besonders wertvoll für die oben genannten Bereiche. Probleme mit Rücken und Wirbelsäule sind so zahlreich und umfangreich, daß wir nicht voraussagen können, wie ein spezifischer Zustand auf die Stellungen reagiert. Unserer Erfahrung nach wird diese Übungsfolge jedoch die obengenannten Auswirkungen haben und könnte eine günstige Wirkung auf Ihr besonderes Problem haben.

Versichern Sie sich der Zustimmung Ihres Arztes, bevor Sie mit dem Üben beginnen und gehen Sie klug und vorsichtig vor. Der Fortschritt wird sich allmählich, Schritt für Schritt, einstellen.

Brustdehnung

(2) Grundtechniken; (2a) fortgeschrittene Techniken
Zweimal ausführen: einmal in der gemäßigten Stellung und einmal in Ihrer extremen Stellung. Halten Sie die Rückwärtsbeugen bis 10 und die Vorwärtsbeugen bis 20.

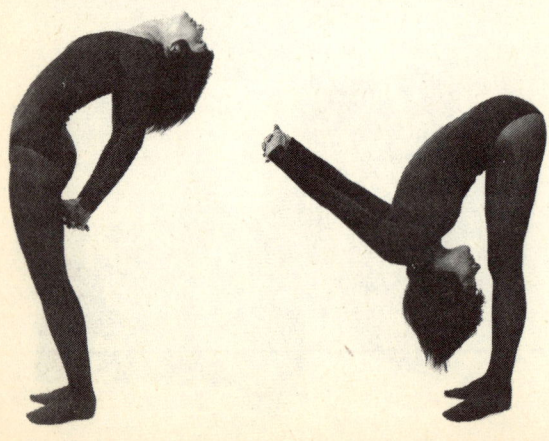

Rishi's Stellung

(3) Grundtechniken
Führen Sie die gemäßigte Stellung einmal
auf jeder Seite aus und Ihre extreme Stellung einmal auf jeder Seite. Halten Sie jede Position bis 10.

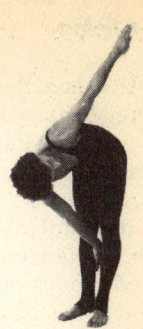

Beinklammer

(22) Spezielle Techniken
Zweimal ausführen; einmal in der gemäßigten Stellung und einmal in Ihrer extremen Stellung. Halten Sie jede Streckung bis
10.

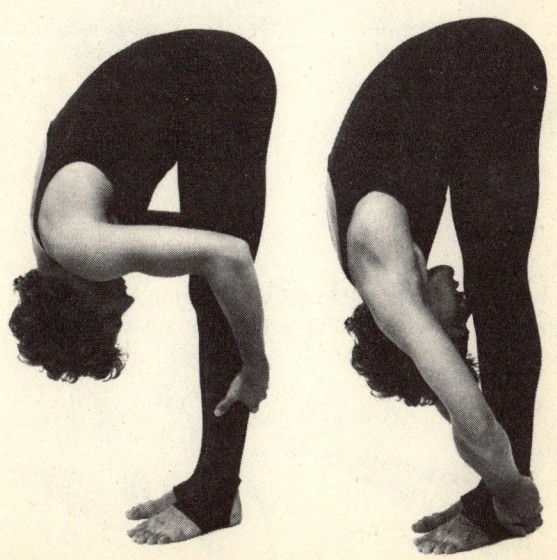

Drehsitz

(10) Grundtechniken; (10a) fortgeschrittene Techniken
Dreimal ausführen: einmal in der gemäßigten Stellung und zweimal in Ihrer extremen Stellung. Halten Sie jede Drehung bis 10.

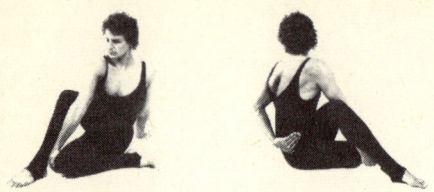

Rückwärtsbeuge

(11) Grundtechniken; (11a) fortgeschrittene Techniken
Zweimal ausführen: einmal in der gemäßigten Stellung und einmal in Ihrer extremen Stellung. Halten Sie jede Beuge bis 20.

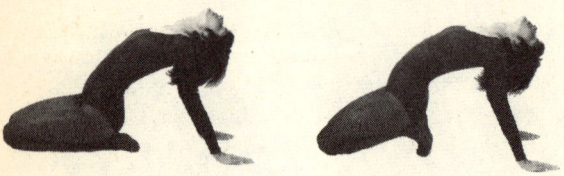

Kobra

(14) Grundtechniken
Zweimal ausführen: einmal in der gemäßigten Stellung und einmal in Ihrer extremen Stellung. Jede Hebung bis 20 halten.

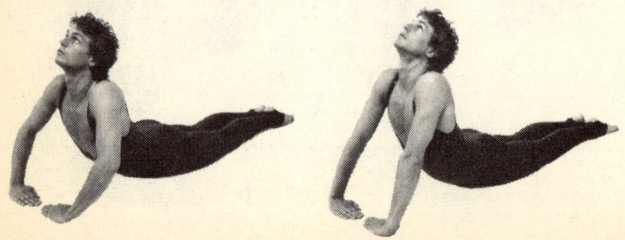

Bogen

(17) Grundtechniken
Dreimal ausführen: einmal in der gemäßigten Stellung und
zweimal in Ihrer extremen Stellung. Halten Sie jede Hebung bis
10.

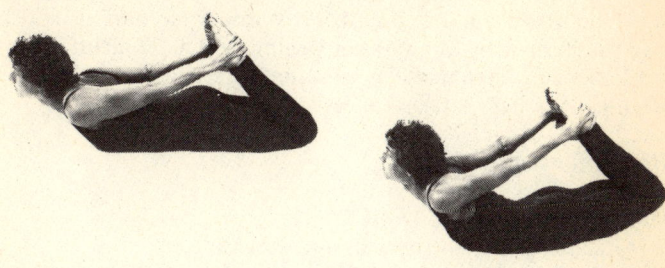

Pflug

(13) Grundtechniken; (13a) fortgeschrittene Techniken
Führen Sie jede der drei Stellungen einmal aus. Wenn es Ihnen
nicht möglich ist, die drei Stellungen einzunehmen, führen Sie
Ihre extreme Stellung zweimal aus. Halten Sie jede Stellung bis
20.

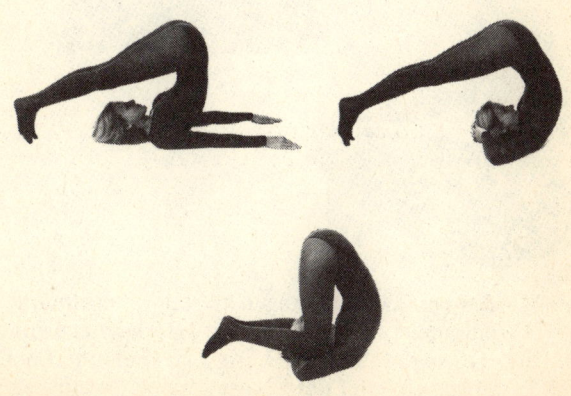

Verstopfung

Das *Fitness-Programm*, in Verbindung mit der Anwendung der Yoga-Ernährungsprinzipien, kann bei diesem Problem außerordentlich nützlich sein. Die Bauchkontraktion ist eine hervorragende Technik, um diesen Bereich anzusprechen, und sie kann mehrmals am Tag praktiziert werden. Sie dürfen jedoch wenigstens neunzig Minuten vor Beginn des Übens nichts gegessen haben. Es kann nützlich sein, fünf Minuten vor Beginn der Übungen ein halbes Glas kaltes Wasser zu trinken.

Bauchkontraktion

(18) Fortgeschrittene Techniken
Im Sitzen und Stehen abwechselnd durchführen.
Sitzend: Zehn Hebungen auf jede der fünf Ausatmungen, so daß Sie 50 Hebungen ausführen können.

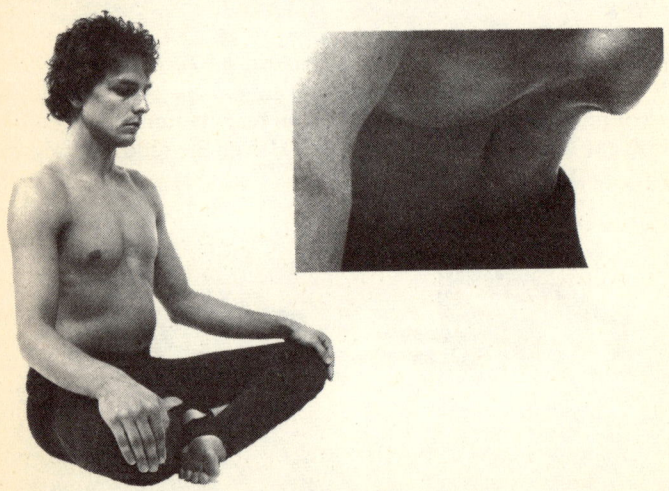

Stehend: Mindestens zehn Hebungen zu jeder Ausatmung, so daß Sie ein Minimum von 50 zusätzlichen Hebungen ausführen können. Da bei dieser Stellung die Fertigkeit zunimmt, können sie ca. 25 Hebungen zu jeder der 5 Ausatmungen ausführen.

Kopfschmerzen

Abwechselnde Nasenatmung

(27) Spezielle Techniken Sieben Runden ausführen.

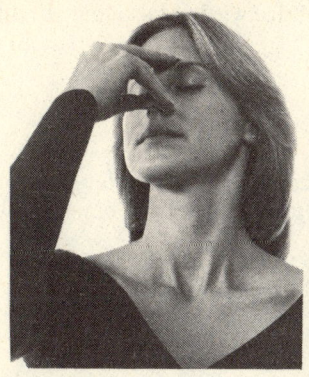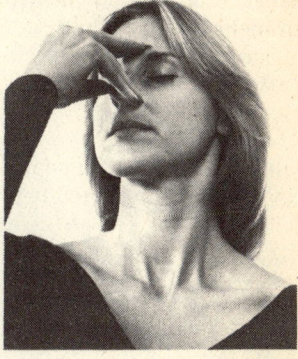

Tiefe Entspannung

(28) Spezielle Techniken
Wie bei den Anweisungen angegeben ausführen.

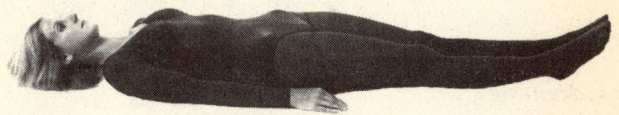

Lenkung der Lebenskraft

(29) Spezielle Techniken
Wenn der Zustand der tiefen Entspannung (vorhergehende
Übung) erreicht ist, führen Sie die Lebenskraft-Bewegungen
aus und lenken das *prana* in die Stirn. Das heißt, die Fingerspitzen werden vom *Solarplexus* zur Stirn geführt und während der
Ausatmung stellt man sich vor, daß das weiße Licht diesen Bereich überflutet. Siebenmal ausführen.

Schlaflosigkeit

Diesen Zustand versuchen wir beim Yoga zu lindern, indem wir die körperliche Anspannung erleichtern, Seele und Geist zur Ruhe bringen und bewußt den Zustand tiefer Entspannung herbeiführen. Die folgende Übungsfolge wird unmittelbar vor dem Zubettgehen durchgeführt.

Kobra

(14) Grundtechniken
Zweimal ausführen: einmal in der gemäßigten Stellung und einmal in Ihrer extremen Stellung. Halten Sie jede Hebung bis 20.

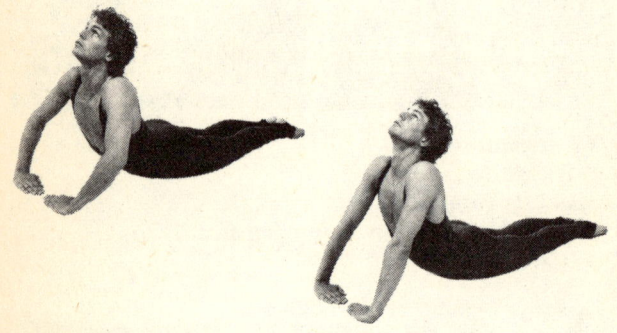

Kopfdrehung

(15) Grundtechniken
Führen Sie die drei Bewegungen zweimal aus. Halten Sie jede Stellung bis 10.

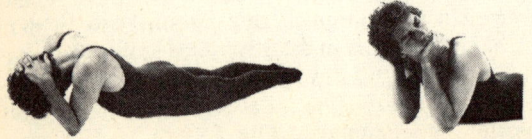

Abwechselnde Nasenatmung

(27) Spezielle Techniken
Üben Sie sieben Runden.

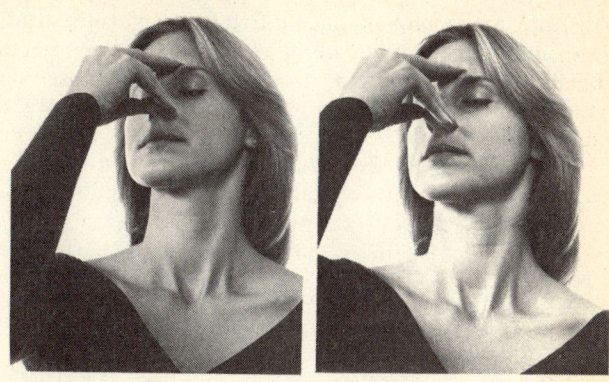

Tiefe Entspannung

(28) Spezielle Techniken
Üben Sie wie in den Anweisungen angegeben. Sowohl die Abwechselnde Nasenatmung als auch die Tiefe Entspannung können im Bett ausgeführt werden.

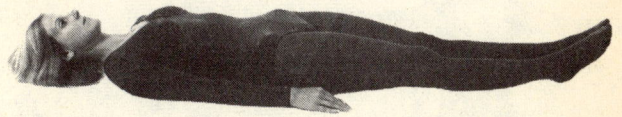

Ein ruhiger Schlaf ist außerordentlich wichtig für das Wohlbefinden. Die hier empfohlene Übungsfolge sollte die notwendige Hilfe geben können, die man für Schlafprobleme braucht.
(Es ist wichtig, daß Sie mindestens zwei Stunden vor dem Zubettgehen nichts mehr essen oder trinken. Die Nahrung muß verdaut sein. Während des Verdauungsprozesses kann der Körper nicht in einem Zustand sein, der zu einem ruhigen Schlaf führt.)

Beine

(Waden, Knie und Oberschenkel – Festigung, Stärkung und Revitalisierung, Erleichterung von Spannungen und Steifheit)

Es gibt fünfzehn Techniken, die mit Erfolg angewendet werden können, und daher wurden sie in zwei Übungsfolgen geteilt. Beide Übungsfolgen können in einer Übungszeit ausgeführt (wenn die Zeit es zuläßt) oder abwechselnd praktiziert werden: Übungsfolge 1 – Montag, Übungsfolge 2 – Dienstag, Übungsfolge 1 – Mittwoch usw. In diesem Fall sollte man schriftlich festhalten, was an welchem Tag geübt wurde und geübt werden muß.

ÜBUNGSFOLGE 1

Triangel

(4) Grundtechniken
Dreimal ausführen, wobei die Seiten gewechselt werden: einmal in der gemäßigten Stellung auf jeder Seite und zweimal in Ihrer extremen Stellung auf jeder Seite. Halten Sie jede Beugung bis 10.

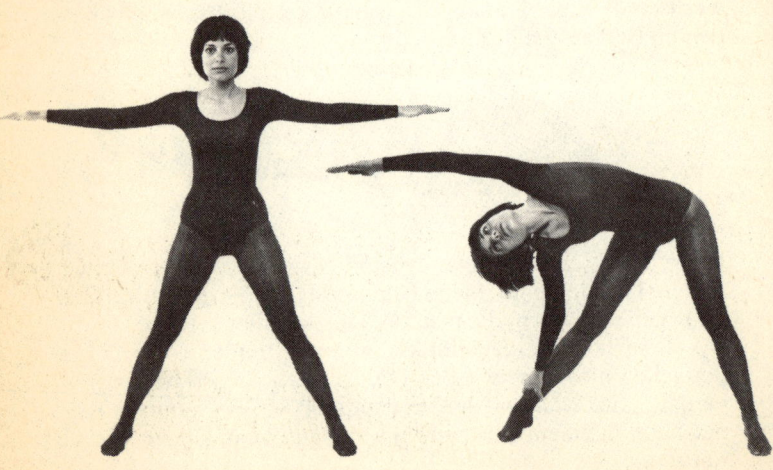

Knie- und Oberschenkelstreckung

(9) Grundtechniken
Dreimal ausführen. Halten Sie jede Streckung bis 10.

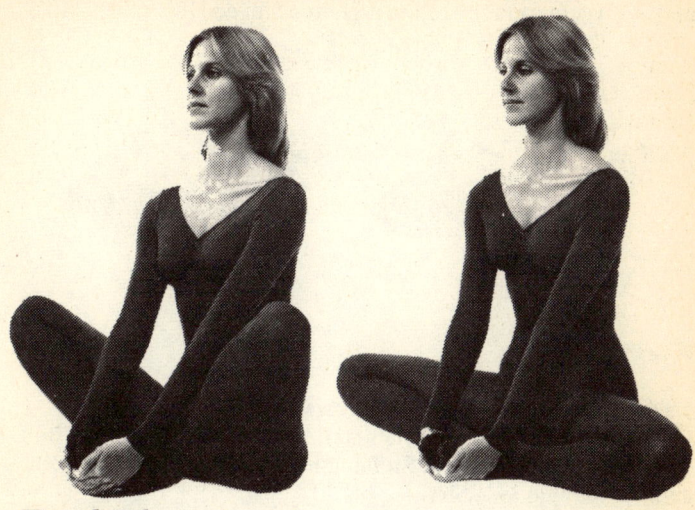

Heuschrecke

(16) Grundtechniken
Üben Sie dreimal: einmal in der gemäßigten Stellung und zweimal in Ihrer extremen Stellung. Halten Sie jede Hebung bis 10.

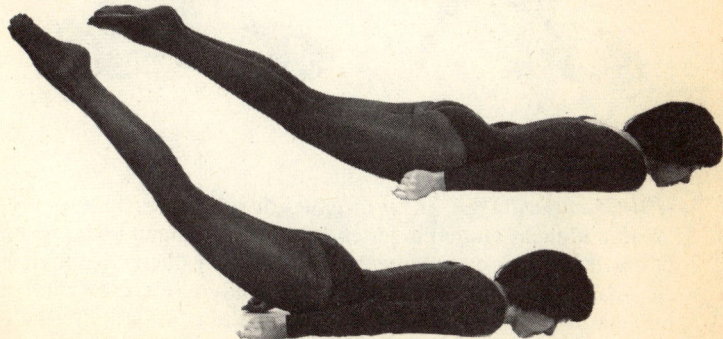

Bogen

(17) Grundtechniken
Üben Sie dreimal: einmal in der gemäßigten Stellung und zweimal in Ihrer extremen Stellung. Halten Sie jede Hebung bis 10.

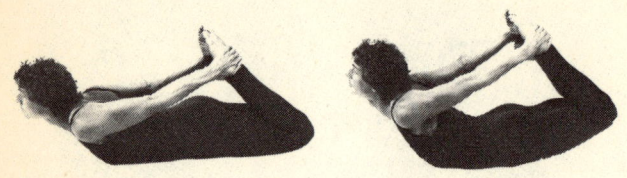

Rückwärtsbeuge

(11) Grundtechniken; (11a) fortgeschrittene Techniken
Üben Sie einmal in der gemäßigten Stellung mit Fersensitz und
einmal in Ihrer extremen Stellung mit den Zehen auf dem Boden. Halten Sie jede Stellung bis 20.

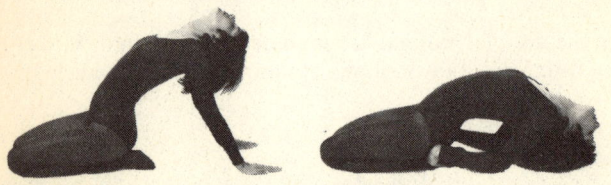

Pflug

(13) Grundtechniken; (13a) fortgeschrittene Techniken
Wenn möglich, einmal in jeder der drei Stellungen üben; wenn
das nicht geht, dann zweimal in jeder Stellung üben, die möglich
ist. »Zweimal« bedeutet, daß Sie Ihre Stellung(en) einmal üben
und dann diese Folge wiederholen. Halten Sie jede Stellung
bis 20.

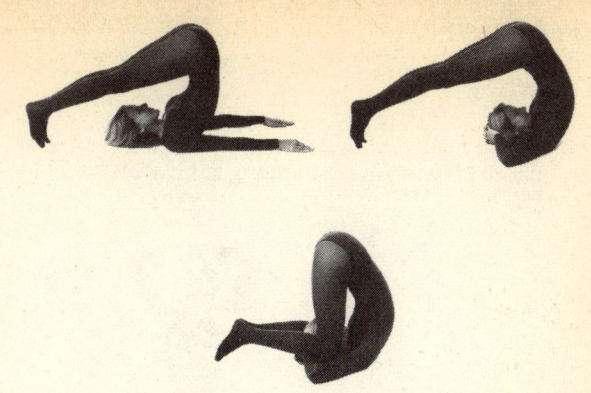

Lotus

(20) Fortgeschrittene Techniken
Üben Sie in der Stellung mit gekreuzten Beinen wie angegeben.

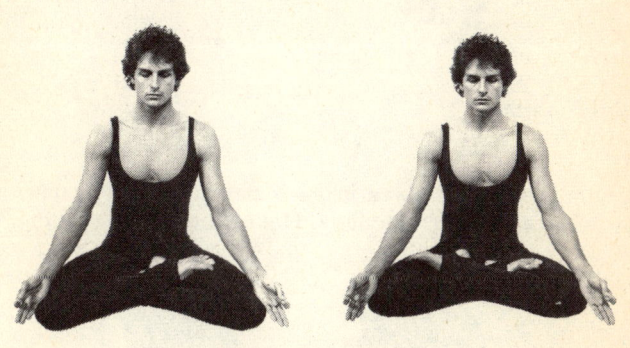

ÜBUNGSFOLGE 2

Tänzerstellung

(6) Grundtechniken
Fünfmal üben. Halten Sie die Stellung auf Zehen bis 5.

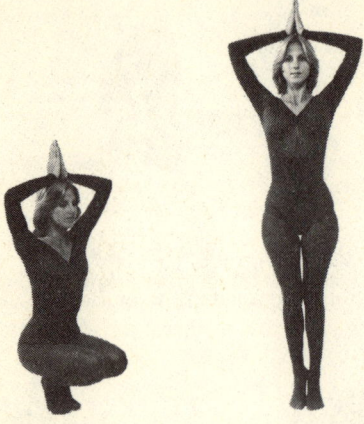

Beinklammer

(22) Grundtechniken
Zweimal ausführen: einmal in der gemäßigten Stellung und einmal in Ihrer extremen Stellung. Halten Sie jede Streckung bis 10.

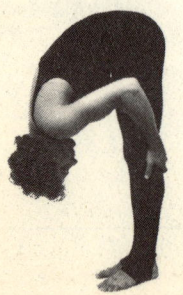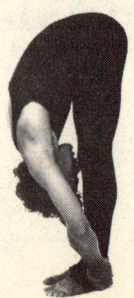

Abwechselndes Beinstrecken

(8) Grundtechniken; (8a) fortgeschrittene Techniken
Dreimal mit jedem Bein ausführen: einmal in der gemäßigten
Stellung und zweimal in Ihrer extremen Stellung mit dem linken
Bein, dann das gleiche mit dem rechten Bein. Halten Sie jede
Streckung bis 20.

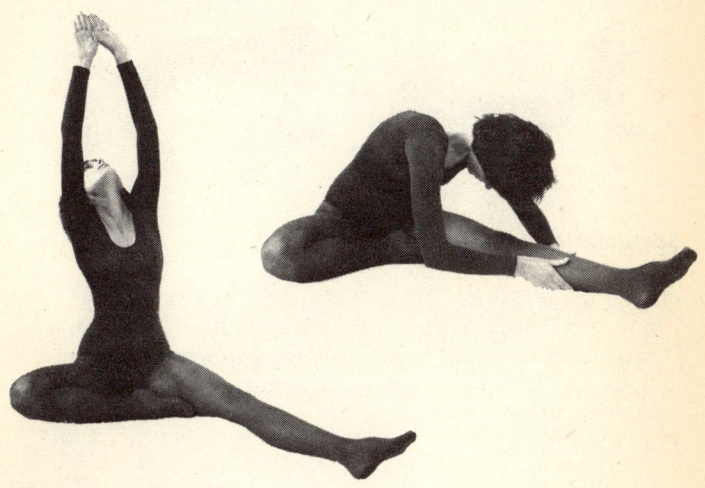

Hebung seitwärts

(24) Spezielle Techniken
Dreimal auf jeder Seite ausführen: einmal in der gemäßigten
Stellung und zweimal in Ihrer extremen Stellung auf der linken
Seite, dann dasselbe auf der rechten Seite. Halten Sie jede He-
bung bis 10.

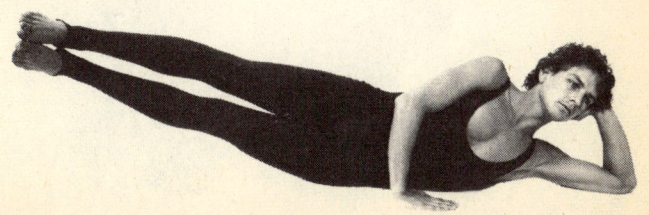

Brücke

(25) Spezielle Techniken
Dreimal ausführen: einmal in der gemäßigten Stellung und zweimal in Ihrer extremen Stellung. Halten Sie jede Hebung bis 10.

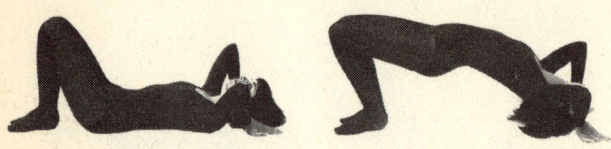

Schulterstand

(12) Grundtechniken
Einmal ausführen. Halten Sie, so lang es Ihnen angenehm ist. (Denken Sie daran, die Beine sehr langsam zu heben und zu senken, damit die Beine und der Bauch gut gefestigt und gestärkt werden können.)

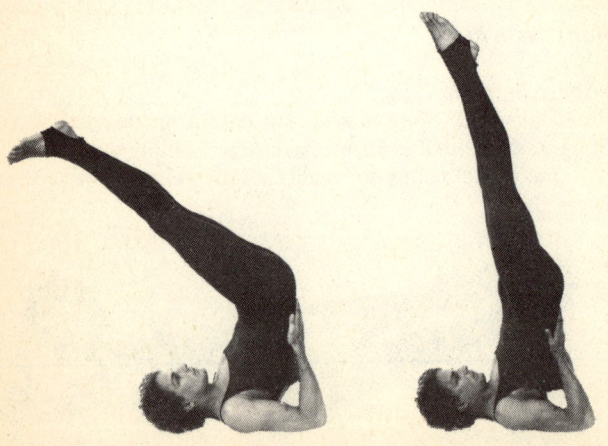

Beinschlag

(23) Spezielle Techniken

Üben Sie Ihre extreme Stellung dreimal und wechseln Sie die
Seiten. Halten Sie jede Stellung bis 10.

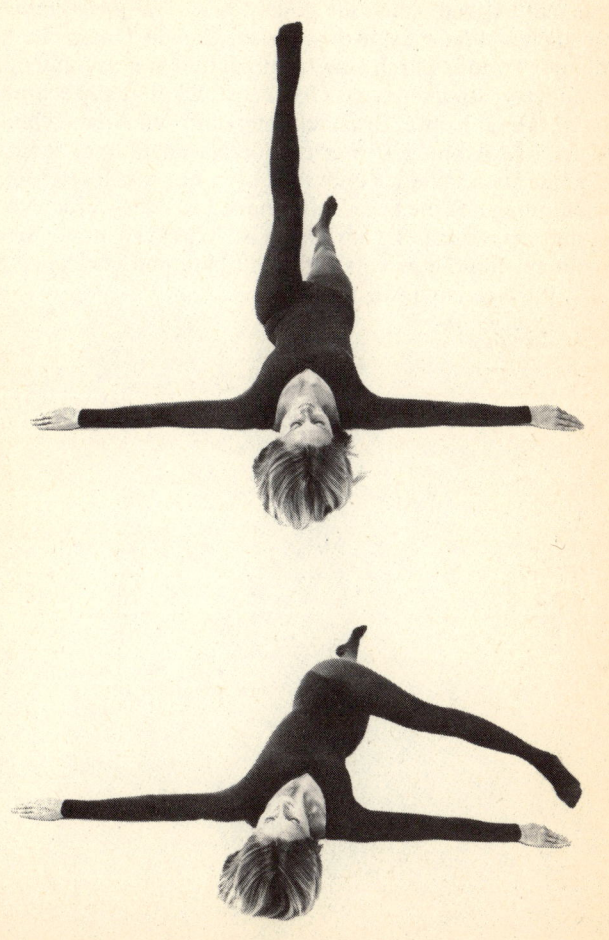

Menstruation

(Übungen während der Menstruation)

Diese Situation ist individuell so verschieden, daß keine speziellen Anweisungen gegeben werden können. Manchen Schülerinnen macht es nichts aus, ihr gesamtes *Fitness-Programm* wie sonst zu üben. Andere sind der Ansicht, daß die Unannehmlichkeiten der Periode durch eine Kombination von Schulterstand, den milderen Streck-Asanas (Rückenstreckung, abwechselnde Beinstreckung, Kobra, Brustdehnung) und den Atemtechniken (vollständige Atmung, abwechselnde Nasenatmung) reduziert werden können. Wieder andere führen nur die abwechselnde Nasenatmung und die tiefe Entspannung aus. Sie werden versuchen müssen, was für Sie am besten ist. Was auch immer Sie unternehmen, tun Sie es vorsichtig und klug und versuchen Sie, der Wirkung genau nachzuspüren.

Schwangerschaft

(Übungen während der Schwangerschaft)

Mit Einverständnis des Arztes kann die folgende Übungsfolge der *asanas* durchgeführt werden, doch nur in den gemäßigten oder sehr anfänglichen Stellungen.

Triangel

(4) Grundtechniken
Führen Sie eine gemäßigte Stellung dreimal auf jeder Seite aus, wobei die Seiten gewechselt werden. Halten Sie jede Beuge bis 10.

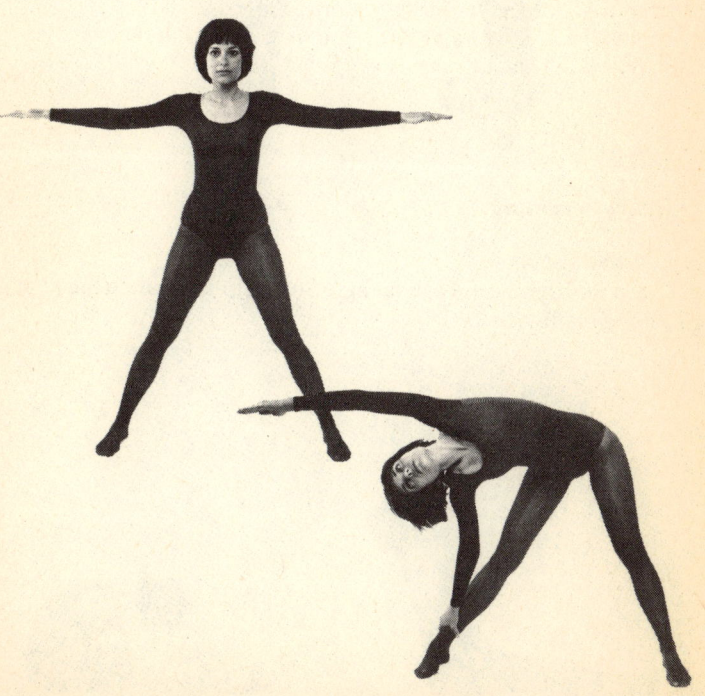

Tänzerstellung

(6) Grundtechniken
Fünfmal ausführen. Halten Sie die Zehenstellung bis 5.

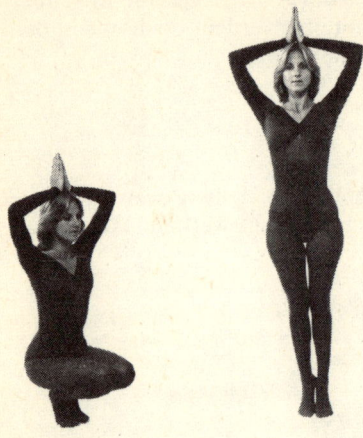

Rückenstreckung

(7) Grundtechniken
Führen Sie dreimal eine gemäßigte Stellung aus. Halten Sie jede
Stellung bis 10.

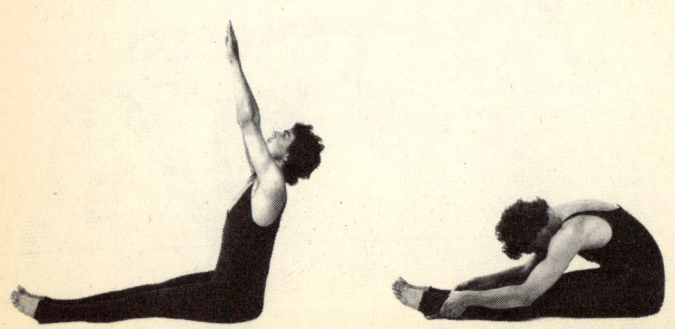

Abwechselndes Beinstrecken

(8) Grundtechniken
Führen Sie eine gemäßigte Stellung dreimal mit jedem Bein aus.
Halten Sie die Stellung bis 10.

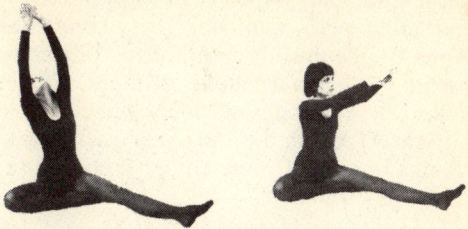

Knie- und Oberschenkelstreckung

(9) Grundtechniken
Führen Sie die Stellung dreimal aus. Halten Sie jede Streckung
bis 10.

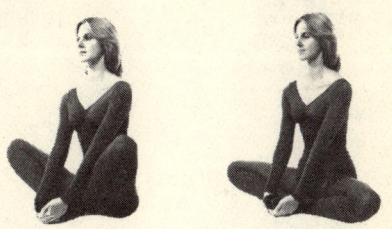

Hebung seitwärts

(24) Grundtechniken
Führen Sie auf jeder Seite dreimal eine gemäßigte Hebung aus.
Halten Sie jede Hebung bis 10.

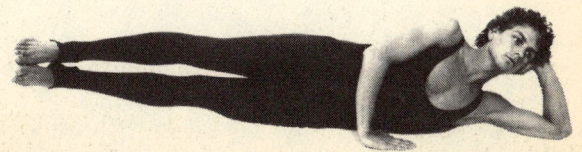

(26) Spezielle Techniken

Diese Technik kann während der Endstadien der Wehen sehr hilfreich sein. Sie ist dem »Schnaufen« sehr ähnlich, das bei verschiedenen Methoden der natürlichen Geburt empfohlen wird. In liegender Stellung (Rücken oder Seite) können Sie etwa 25 Atemzüge pro Runde ausführen und den vollständigen Atem streichen, der die üblichen Runden beschließt. Wiederholen Sie bei Bedarf. Sprechen Sie während der beginnenden Schwangerschaft mit Ihrem Arzt über die Vorteile dieser Technik, so daß Sie schon länger vor dem Einsetzen der Wehen gute Übung in dieser Technik haben.

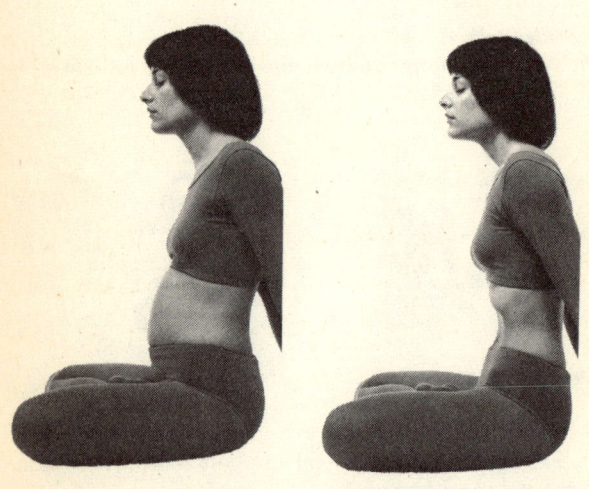

Die abwechselnde Nasenatmung (27) und die Tiefe Entspannung (28) werden Ihnen dabei helfen, während der gesamten Schwangerschaft Ihre Beschwerden zu erleichtern.
Die *Bauch-Übungsfolge* wird für das Üben nach der Geburt empfohlen.

Atmung

(Erleichterung der Nasen-, Hals- und Lungenkongestion, Fähigkeit zum tieferen Atmen)

In Verbindung mit der unten genannten Übungsfolge wird die strikte Anwendung der Yoga-Ernährungsprinzipien empfohlen: Streichung von chemisch behandelter Nahrung, Milchprodukten und raffiniertem Zucker sowie Einschaltung kurzer Fastenzeiten. (Der Atemzustand wird sich allerdings nicht verbessern können, wenn es sich um einen Raucher handelt.)

Aufladen des Atems

(26) Spezielle Techniken
Üben Sie fünf Runden zu je 25 bis 50 Atemzügen. Jeder Runde folgt ein Vollständiger Atem. (Husten, Keuchen, Absonderungen können Auswirkungen dieser Technik sein, da die Kongestion gelockert wird.)

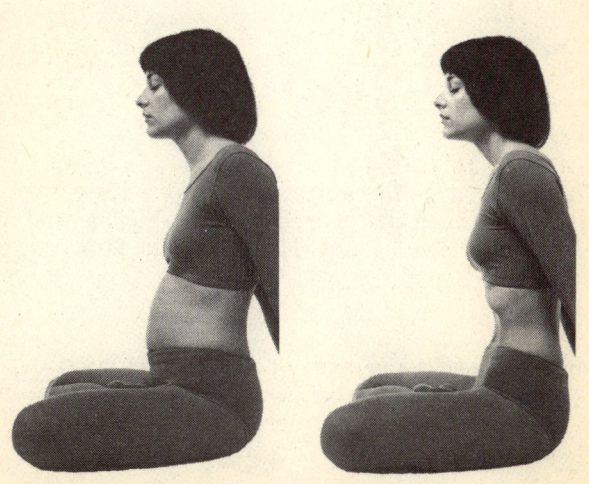

Brustdehnung

(2) Grundtechniken; (2a) fortgeschrittene Techniken
Üben Sie zweimal: einmal in der gemäßigen Stellung und einmal
in Ihrer extremen Stellung. Halten Sie die Rückwärts- und die
Vorwärtsbeugen jeweils bis 10.

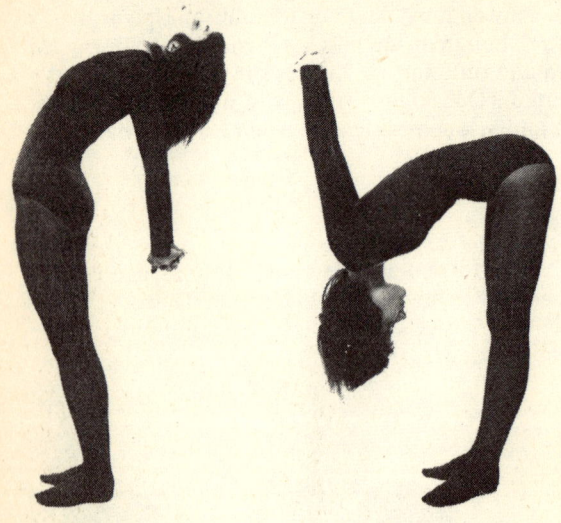

Rückwärtsbeuge

(11) Grundtechniken; (11a) fortgeschrittene Techniken
Zweimal ausführen: einmal in der gemäßigten Stellung und einmal in Ihrer extremen Stellung. Halten Sie jede Streckung bis
20.

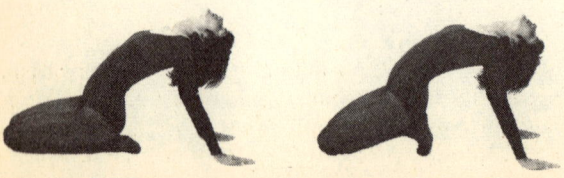

Schulterstand

(12) Grundtechniken
Einmal ausführen. Drei Minuten halten. (Husten oder ähnliche
Wirkungen können sich während oder nach der umgekehrten
Stellung einstellen, da die Kongestion gelockert wird.)

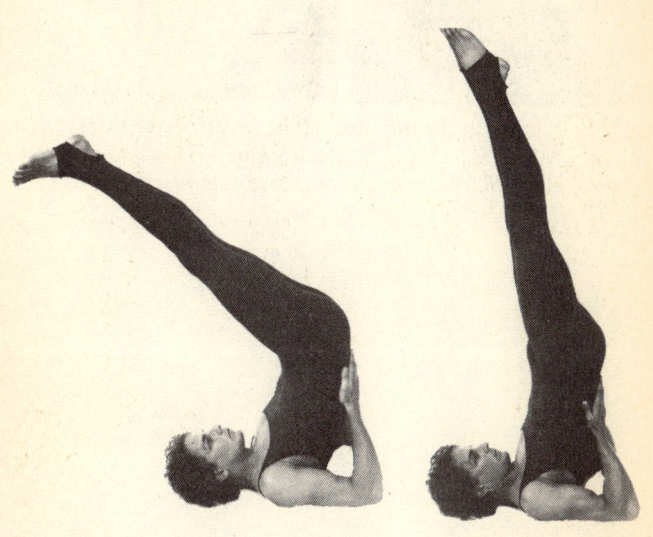

Abwechselnde Nasenatmung

(27) Spezielle Techniken
Üben Sie sieben Runden.
Wenn Sie sich bei der Brustdehnung und der Rückwärtsbeuge
schon ganz wohl fühlen, können Sie versuchen, direkt vor der
Streckung einzuatmen und den Atem während der Streckung
anzuhalten, jedoch nur so lang, wie es Ihnen angenehm ist. Die

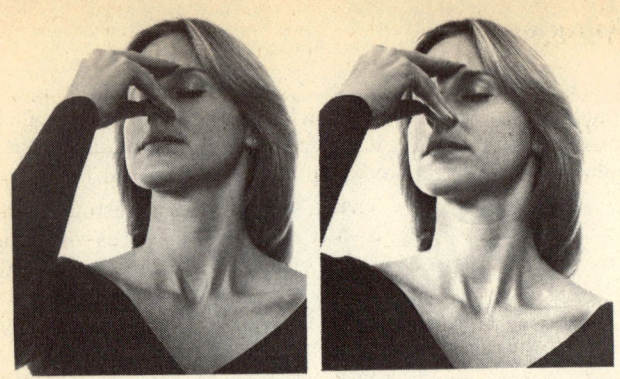

Ausatmung kann während des Haltens erfolgen oder auch, wenn Sie aus der Streckung herauskommen. Das Anhalten des Atems kann die Wirksamkeit dieser zwei *asanas* verstärken.

Rauchen

Wenn der Körper die Reinigung und das Gefühl des Wohlbefindens kennenlernt, die von der Technik und Diät des Yoga bewirkt werden, verliert er sehr oft das Bedürfnis nach Zigaretten und wird sogar von dem Geruch des Rauches abgestoßen, nach dem er zuvor verlangt hatte. Mit anderen Worten, es wird Ihnen sehr deutlich bewußt, daß der gehobene Zustand von Körper und Geist, der durch die Yoga-Übungen erreicht wurde, vom Rauchen einer Zigarette sofort zerstört wird. Wenn Sie an diesem Punkt angelangt sind, kann das Rauchen natürlich ohne besondere Willensanstrengung aufgegeben werden, denn Sie werden vor Zigaretten zurückscheuen, wie vor jeder anderen schädlichen Substanz.

Wenn während dieser ersten Entwöhnungszeit das Verlangen nach einer Zigarette öfter wiederkehrt, kann man versuchen, diesen Wunsch zu »überhöhen«, indem man sieben Runden der *Abwechselnden Nasenatmung* (27, spezielle Techniken) ausführt.

Denken Sie daran, daß eine Diät, die frei ist von Koffein, Fleischprodukten, raffiniertem Zucker und chemisch behandelten Nahrungsmitteln, eine große Hilfe ist, um das Verlangen nach Nikotin zu vermindern.

Spannung

(Körperliche und seelische Entspannung)

Körperliche Spannungen bilden sich an verschiedenen Körperstellen, wo durch – meist unbewußte – Muskelkontraktionen Enge, Steifheit, Druck entstehen. Seelische und geistige Spannungen entstehen durch verschiedene Grade der Angst und sind ebenfalls eine Art der Enge bzw. Beklemmung oder Kontraktion. Die Lösung für diese Spannungen ist das Gegenteil der Kontraktion – ein Loslassen des Festgehaltenen, ein körperliches, seelisches und geistiges Entspannen und Gehenlassen. Diese »Dekontraktion« wird durch die folgenden Übungen erreicht, die sich fast unmittelbar auswirken. Die gesamte Übungsfolge erfordert etwa fünfzehn Minuten.

Brustdehnung

(2) Grundtechniken; (2a) fortgeschrittene Techniken
Zweimal ausführen: einmal in der gemäßigten Stellung und einmal in Ihrer extremen Stellung. Halten Sie die Rückwärtsbeugen bis 5 und die Vorwärtsbeugen bis 10.

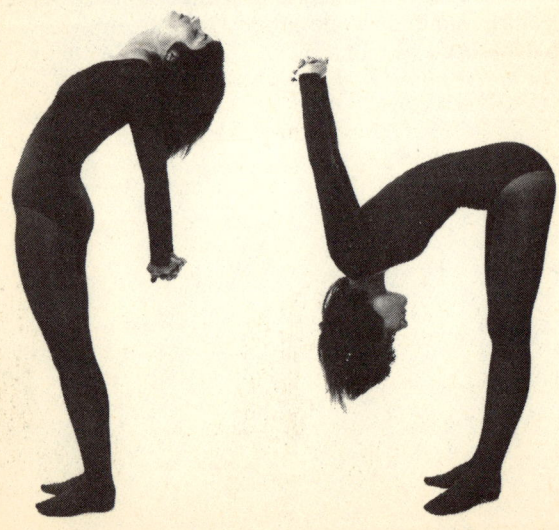

Kobra

(14) Grundtechniken
Zweimal ausführen: einmal in der gemäßigten Stellung und einmal in Ihrer extremen Stellung. Halten Sie jede Hebung bis 20.

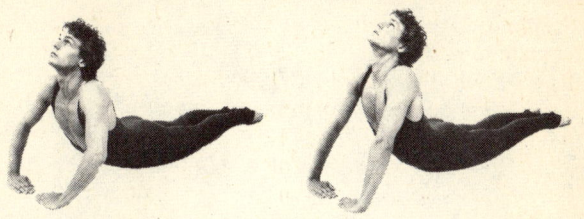

Kopfdrehung

(15) Grundtechniken
Führen Sie die drei Bewegungen dreimal aus. Halten Sie jede Stellung bis 10.

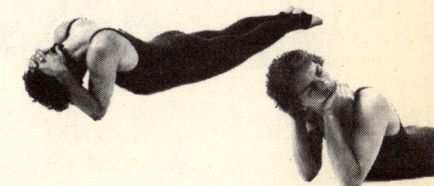

Schulterstand

(12) Grundtechniken
Einmal ausführen. 1 bis 3 Minuten halten.

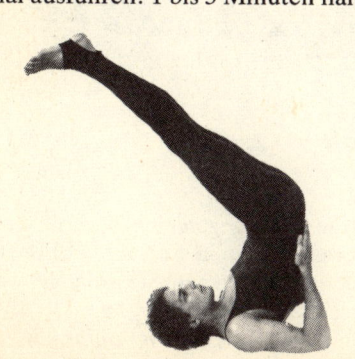
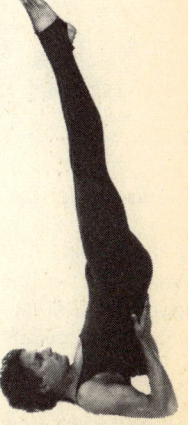

Abwechselnde Nasenatmung

(27) Spezielle Techniken
Sieben Runden ausführen.

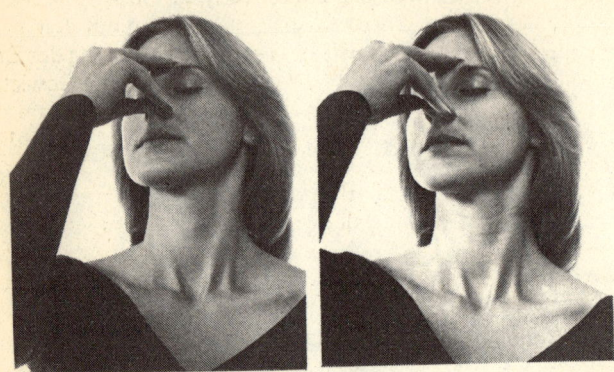

Tiefe Entspannung

(28) Spezielle Techniken
Wie bei den Anweisungen angegeben ausführen.

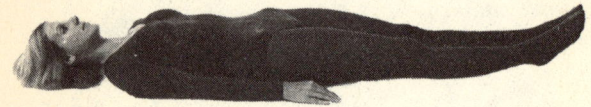

Lenkung der Lebenskraft

(29) Spezielle Techniken
Wenn der Körper durch die vorangegangene Technik tief entspannt ist, lenken Sie das weiße Licht in die Stirn. Führen Sie es
siebenmal aus. Nach Beendigung liegen Sie solange wie ge-
wünscht ruhig da.
Die regelmäßige Ausübung des *Fitness-Programms* wird dabei
helfen, Spannungen zu vermeiden.

Gewichtsregulierung und -kontrolle

Das *Fitness-Programm,* zusammen mit der Yoga-Ernährung, wird es vielen Schülern ermöglichen, das Ziel ihrer Gewichtskontrolle zu erreichen. Wenn Sie nach der Arbeit mit dem *Fitness-Programm* und einer genügend langen Anwendung der Ernährungsprinzipien das Gefühl haben, nicht genügend Gewicht verloren zu haben und ein intensiveres physisches Programm zu benötigen, sollten Sie zusätzlich zu den Fitness-Techniken die verschiedenen *asanas* üben, die in den Übungsfolgen für den Bereich des *Bauches* und den Bereich der *Beine* enthalten sind.

Wenn Sie trotz dieser ausgedehnten Übungen das Gefühl haben, eines noch umfangreicheren Programmes zu bedürfen, sollten Sie sich das Buch »Weight Control Through Yoga« besorgen. Es ist dasselbe Buch, das wir vorher für die darin enthaltenen Informationen zur Diät und Ernährung empfohlen haben*.

* Weight Control Through Yoga, Richard Hittleman, Bantam Books, 1971.

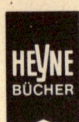
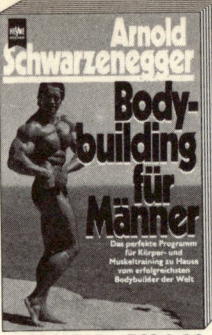
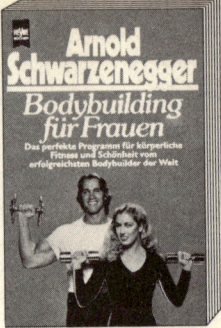
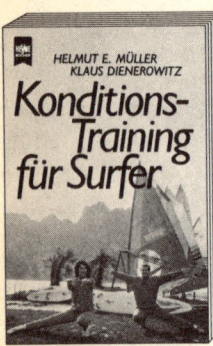
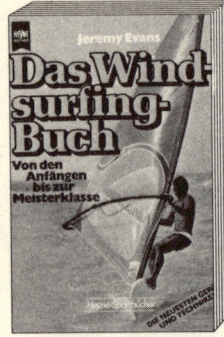
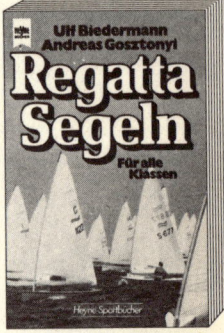
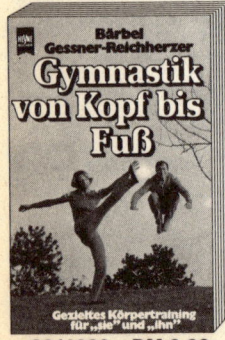
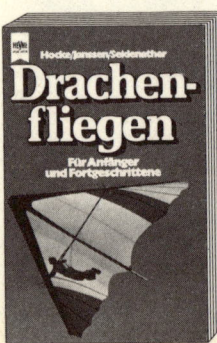
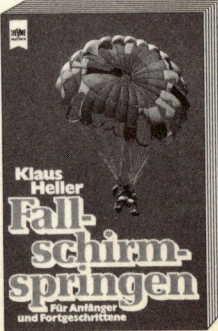